약이 되는 우리 차
완전정복

약이 되는 우리 차 완전정복

최성희(동의대 식품영양학과 교수) 지음

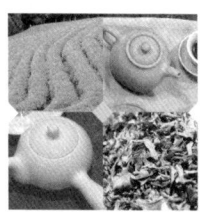

중앙생활사

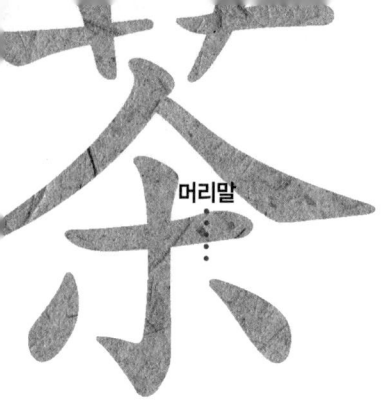

머리말

　나와 차(茶)와의 만남은 십수 년 전 유학 시절로 거슬러 올라간다. 대학을 졸업한 후 나는 평소에 흥미를 가지고 있던 식품화학 분야를 연구하기 위해 일본 유학의 길을 택했다. 유학 생활 동안 많은 것을 배우고 경험했지만, 무엇보다 값진 것이 있다면 '차와의 만남'이라고 선뜻 얘기하고 싶다.

　나와 차와의 만남 뒤에는 또 하나의 만남이 있다. 그것은 곧 나로 하여금 차와 인연을 맺게 하고 연구하게 이끌어주신 스승과의 만남이다. 나의 지도교수였던 야마니시 테이(山西貞) 박사는 차의 풍미에 관한 연구에서는 국제적으로 저명한 분으로, Tea Yamanishi(본명 Yamanishi Tei)란 애

칭을 가지고 있을 정도다. 선생님은 세계의 차 생산지를 방문하여 연구하고 그곳에서 지도도 한다. 그래서 선생님의 연구실에는 원산지의 각국 차들이 놓여 있고, 오후 3시의 티타임에는 각국 차의 품평회가 열리곤 하였다.

유학 생활을 마치고 돌아와 스승님이 걸어오신 그 길을 미숙하나마 흉내 내며 걸어가고 있다. 우리나라에 와서는 자연히 우리나라의 차에 관심을 가지게 되었고, 이내 그 독특한 풍미에 매료되었다. 차의 성분과 몸속에서의 생리 작용 등을 연구하다보니 차와 관련되는 국내외의 많은 분과 교류하게 되었고, 주변 사람들로부터도 차와 인연을 맺게 해주어 고맙다는 인사를 듣는 일이 많아졌다.

최근 차의 성분과 그것의 인체 내에서의 작용들이 속속 밝혀지고 있어, 옛날부터 경험적으로 전해져온 차의 효능이 과학적으로 증명되고 있다. 이렇듯 차는 좋은 사람을 만나게 해주고 건강을 유지해주며 생활의 여유를 가져다주는 것이기에, 가능한 한 많은 분께 차와의 만남을 주선하여 차 생활을 즐기게 하고 싶다는 소망을 담아 이 책을 쓰게 되었다.

  차의 향미 성분 및 효능에 관해서는 그동안 직접 연구한 실험 결과를 토대로 하고, 필요한 경우 다른 연구자의 연구 결과를 참고하여 설명하였다. 차 문화에 대해서는 차 전문지 등에 기고한 것들을 중심으로 정리했지만, 부족한 부분은 기존에 나와 있는 책이나 기타 문헌을 인용하였다. 차에 관해 전문가가 아니더라도 알 수 있도록 쉽게 쓰려고 했으나 화학적인 성분이나 생리작용과 구조와의 관계 등을 표현할 때는 어쩔 수 없이 전문용어를 사용할 수밖에 없었다.

  많은 종류의 차 중에서 특히 녹차, 홍차, 우롱차를 주로 다룬 것은 이들이 세계적으로 가장 많이 애용되는 차이며, 이들 차가 같은 차나무의 어린 잎에서 만들어지기 때문이다. 한편으로는 발효라는 제조 공정의 차이에서 오는 미묘한 맛과 향과 효능의 차이를 과학적인 근거로 비교하고자 하였다.

  한 잔의 차에서조차 도(道)를 생각했던 우리 선현들의 아름다운 멋과 예(禮)가 깃든 차 문화를 생활화하고, 한 걸음 나아가 차의 제조법이나 향, 맛, 효능 등을 이해하면서 차를 마신다면 금상첨화(錦上添花)일 것이다.

  보잘것없는 이 글이 책으로 나오기까지 격려해준 사랑하는 가족과 한국차학회를 비롯한 주위의 많은 분께 감사드린다. 또한 글을 정리하는 데에 도움을 준 실험실 제자들에게도 고맙게 생각한다. 그리고 1999년 초판이 나온 이후, 필자가 2001년 국제차학회에서 새롭게 발표한 내용과 새로운 내용을 보강하여 개정 증보판을 내도록 도와주신 중앙생활사 사장님께 진심으로 감사드린다.

최 성 희

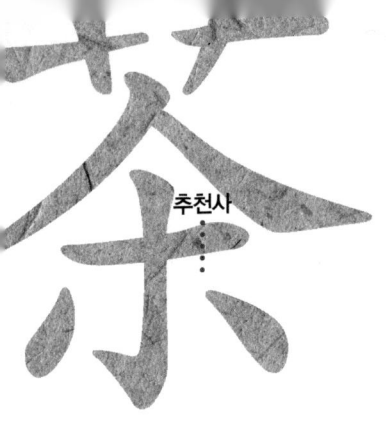

추천사

　차에 대한 연구가 인문과학과 자연과학 분야로 대별되는 것은 중국의 다도를 성립한 당나라 육우(陸羽, 728~804년)의 《다경》에서 비롯된다. 왜냐하면 그는 《다경》의 〈제1장 : 차의 근원〉조에서 다도란 형이상학적 마음과 형이하학적인 몸의 수양으로 양분된다는 것을 간파했기 때문이다. 나아가 자사(子思)가 지은 《중용》에 따르면 "하늘이 명령한 것을 성이라 부르고 성에 따르는 것을 도라 한다."고 하였다.

　따라서 '성에 따르는 것을 도'라고 한다면, '차의 성품에 따르는 것이 다도'가 될 것이다. 그러므로 차의 성분을 밝히는 자연과학적인 연구는 다도의 원동력이자 추진력이라 할 것이다. 그러기에 육우도 《다경》의 〈제5장 : 달이기〉에서

"차의 성품은 검소하며 … 마시매 쓰고 목구멍에서 단 것이 차다."라고 말하지 않았던가. 이것은 육우가 차에 들어 있는 카테킨 성분을 설명한 대목으로서, 후세 사람들이 만감후(滿甘候)나 여감씨(餘甘氏), 불야후(不夜候)라고 하던 것이다.

옛 다서(茶書)에 나타난 차의 성질 중에는 현대의 과학으로 밝혀져야 할 것들이 많다. 이를테면 《다경》의 〈제7장 : 옛일〉에서와 호거사(壺居士)의 《식기(食忌)》에 "차를 오래 먹으면 신선이 되지만, 부추와 함께 먹으면 사람으로 하여금 몸을 무겁게 한다."라는 표현이 있는데 그 이유는 무엇일까?

또 명나라의 장원(張源)은 《다록(茶錄)》의 〈향(香)〉조에서 "… 또 함향(含香), 누향(漏香), 부향(浮香), 문향(問香)노 있는데 이것 모두가 바르지 못한 냄새다."라고 하였는데, 지금 그 뜻을 아는 사람이 아무도 없는 것 같다. 마치 한방의 과학화처럼 다도에서도 과학화되어야 할 과제가 많은 것이다.

이러한 때에 동의대학교 식품영양학과 교수이자, 한국차학회 회장인 최성희 교수가 이 분야의 연구 성과를 정리하여 이 책을 펴낸 것은 시의적절한 쾌거일 뿐만 아니라, 이 분야를 배우려는 사람들의 지식 함양에 크게 기여할 것으로 믿는다.

저자인 최성희 교수는 동경에 있는 오차노미즈여자대학(お茶の水女子大學)에서 차의 향기에 관한 세계적인 석학인 야마니시 테이 교수로부터 배웠다. 내가 야마니시 교수를 처음 만난 것은 1996년 10월, 가케가와(掛川)에서 열린 〈차의 문화와 효능에 관한 국제 심포지엄〉에 참석했을 때였다. 당시 함께 참석했던 최성희 교수가 은사인 야마니시 교수와 담론하는 모습을 나는 지금도 기억하고 있다.

저자는 이 책에서 차에 입문하는 초심자도 쉽게 알 수 있는 내용을 설명하고 있으며, 심혈을 기울여 얻은 연구 성과인 차의 약리적인 효능까지를 언급하고 있다. 따라서 이 책은 초심자뿐만 아니라 전문가들에게도 좋은 지침서가 될 것으로 믿기에 꼭 한 번씩 읽기를 권장하는 바이다.

한국차학회 명예회장 김명배(金明培)

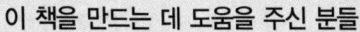

이 책을 만드는 데 도움을 주신 분들

사진 최정수(한국차학회)
　　　 김학기(다경상사)
　　　 강화수(실로암제다)
　　　 홍소술(화개제다)
　　　 강영숙(지리산제다)

도움말 태평양기술연구소

실험 시료 강화수(실로암제다)
　　　　　 서양원(한국제다)
　　　　　 하일남(동양다예)
　　　　　 김승교(지산식품)
　　　　　 백영근(대청)

앙케트 동의대학교 식품영양학과 학생들

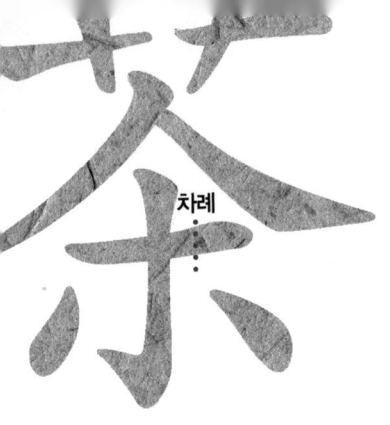

차례

머리말	4
추천사	8

1부 차의 유래와 분류

우리나라 차의 유래와 역사	18
발효 정도에 따른 분류	25
제조 방법에 따른 분류	28
채엽 시기에 따른 분류	34

2부 차의 제조

역사 속의 차 제조	42
녹차의 제조	45

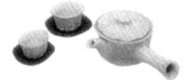

3부 녹차의 품질을 결정하는 성분들

차의 맛 성분　　　　　　　　　　　　58

녹차의 맛 성분　　　　　　　　　　　60

녹차의 색깔 성분　　　　　　　　　　67

녹차의 품질과 성분　　　　　　　　　69

녹차의 향기 성분　　　　　　　　　　72

4부 과학적으로 입증된 차의 효능

차의 보건 및 약리 효과　　　　　　　　90

차 카테킨의 약리작용　　　　　　　　　93

카테킨 이외의 성분이 갖는 약리작용　　117

환경호르몬과 차　　　　　　　　　　　130

차의 테아닌과 정신 건강　　　　　　　135

5부 차 추출물의 효능과 이용

    차 추출물의 이용   140

    녹차 추출물의 효능   144

    사례별로 본 녹차의 효능   156

6부 차 마시기와 다양하게 즐기는 방법

    녹차 마시는 방법   168

    여러 가지 차 취향에 맞게 블렌딩하기   175

    차를 마시지 않고 먹는 방법   177

7부 차와 다구 고르기와 보관 방법

    녹차와 다구 고르기   186

    차 보관하기   198

부   록 차에 관해 무엇이든 물어보세요   201

맺음말 미래의 차 산업을 전망하면서   215

차 한잔 마시며 쉬어가는 곳

- 차 생활 흔적이 남아 있는 단어 37
- 전통적인 제법과 현대적인 제법, 덖음차와 증제차는
어떻게 다를까? 55
- 이규태 코너의 항암 녹차 115
- 녹차 성분 중의 비타민 M, 비타민 P, 비타민 U란? 128
- 고혈압 방지 녹차 제품과 수험생을 위한 녹차 제품 165
- 우리나라의 전통 생활 다례 174

1부
차의 유래와 분류

우리나라 차의 유래와 역사

우리나라에는 언제 차가 들어왔을까? 차의 유래와 관련하여 자생설, 수로왕비 전래설, 대렴(大廉) 전래설 등이 전해지는데, 이중 국내외에서 널리 알려진 설은 대렴 전래설이다. 《삼국사기》에 의하면 828년(신라 흥덕왕 3)에 당나라에 사신으로 갔던 대렴이 당의 문종황제로부터 차를 대접받고, 귀국 길에 차 종자를 가지고 와서 왕께 드렸더니 지리산에 심으라고 했다는 기록이 있다.

그러나 우리나라에 차나무가 전래되기 이전에도 차를 마셨다는 기록은 많다. 진흥왕(540~576년) 때 화랑들이 차를 마신 흔적이 있으며, 선덕여왕(632~647년) 때도 차를 마신 기록이 있다. 또 경덕왕(742~765년)과 충담사의 차에 얽힌 이야기 등으로 미루어 보아, 신라인들이 차를 매우 즐겼다는 것을 알 수 있다. 신라시대에 차를 즐긴 사람은 주로 화랑과 승려 등이었고, 문장가 중에는 최치원이 있었다. 쌍계사에는 최치원이 교지(敎旨)를 받들어 지었다는 진감선사 대공탑비(국보 47호)가 있는데, 여기에 차에 관한 글이 적혀 있다.

고려시대에 들어서는 불교문화와 더불어 차 생활(茶生活)이 더욱 발전했으며, 차를 바치는 다소(茶所)까지 두었다. 궁중의 연중 행사인 연등회와 팔관회에서 궁중 다례가 행해졌으며, 이규보·정몽주·이인로 등의 문장가들이 차를 즐겼다.

조선시대에는 유교가 도입됨에 따라 차 문화가 쇠퇴했으나 궁중 의례의 일부에서, 그리고 사원의 일각에서 또는 선비들에 의해 그 맥이 이어졌다. 우리나라의 다성(茶聖)이라고 일컬어지는 초의선사(장의순, 1786~1866년)

는 강진에서 귀양살이를 하는 정약용과도 교류했으며, 두륜산에 일지암을 짓고 차 생활을 하였다. 초의선사는 순조 28년(1830)에 지리산 화개동의 칠불암에서 《다신전(茶神傳)》을 저술하였다. 이 책은 중국의 《만보전서(萬寶全書)》에서 차에 관한 부분만 발췌한 것으로 22개의 절목으로 구성되어 있으며, 그 내용은 다음 표와 같다.

그 후 초의선사는 정조의 부마 홍현주로부터 차에 관한 물음을 받고는 일지암에서 〈동다송(東茶頌)〉(1837년)을 지었는데, 이는 우리나라의 차를 칭송한 칠언절구(七言絶句)의 시구(詩句)로 모두 31송으로 되어 있다. 여기서 동다(東茶)란 동국차(東國茶), 곧 우리나라의 토산차(土産茶)를 말한다.

그 내용은 앞서 지은 《다신전》을 요약하면서 차의 효능을 구체적으로 예시하고, 차의 원산지인 중국의 어떤 좋은 차보다도 우리나라의 차가 맛·색·향·효능 면에서 떨어지지 않는다는 것이다. 또 그 효능이 빨라서 차를 마시면 늙은이는 젊게 되며, 80세 노인의 얼굴이

초의선사가 쓴 《다신전》의 내용

- 변차(辨茶) : 차를 식별하는 일
- 장차(藏茶) : 차를 저장하는 일
- 화후법(火候法) : 불을 다루는 법
- 탕용노눈(湯用老嫩) : 탕과 쇠어버린 눈잎
- 점염실진(點染失眞) : 잡것이 섞이면 진을 잃는다
- 차변불가용(茶變不可用) : 변질된 차는 쓰지 마라
- 정수불의차(井水不宜茶) : 우물물은 차에 좋지 않다
- 저수(貯水) : 물을 받아 놓는 것
- 찻잔(茶盞) : 차를 마실 때 쓰는 잔
- 차위(茶衛) : 차의 위생 관리 등
- 차구(茶具) : 차 끓이는 용기
- 탕변(湯辨) : 탕을 식별하는 일
- 채차(採茶) : 찻잎을 따는 일
- 조차(造茶) : 차를 만드는 일
- 포법(泡法) : 차를 끓이는 법
- 투차(投茶) : 차를 넣는 법
- 음차(飮茶) : 차를 마시는 일
- 차의 향기(香氣)
- 차의 색(色)
- 차의 맛(味)
- 품천(品泉) : 물의 품정
- 식잔포(拭盞布) : 찻잔 행주

※자료 : 《한국차문화학》, 정상구, 1995

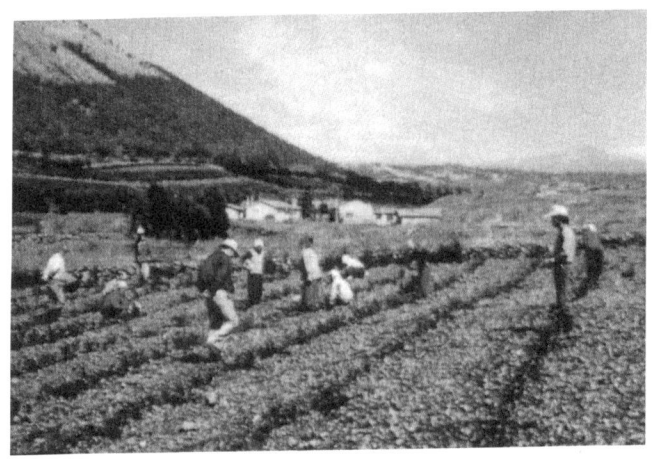

제주 서광농장 차 묘목 식재 작업(자료 : 《설록차지》, 2000)

고운 복숭앗빛으로 변한다고 적혀 있다.

조선시대 차 문화사에서 빠뜨릴 수 없는 사람은 초의 선사와 더불어, 그 호를 다산(茶山)으로까지 한 정약용(1762~1836년)과 추사(秋史) 김정희(1786~1856년)이다. 정약용이 18년 동안 유배 생활을 한 강진의 뒷산에는 야생 차나무가 있었는데, 이에 정약용은 그 산 이름을 다산(茶山)이라 하고, 다산초당(茶山草堂)을 지어 야생 차나무를 손질하고 차를 끓여 마시며 차 생활을 즐겼다.

18년 동안의 유배 생활이 끝나고, 여덟 제자들이 모여 조직한 것이 유명한 다신계(茶信契)이다. 정약용은 차를 마실 줄 모르는 민족은 망한다는 말을 남겼다.

추사 김정희는 24세 때 청나라 연경에 가서 석학 완원(阮元)과 승설차(勝雪茶)를 마시면서 인연을 맺었다. 그가 차를 얼마나 중요시했는가는 승설학인(勝雪學人), 고다노인(苦茶老人), 다반향초(茶半香初) 등 차와 관계되는 호를 즐겼다고 하는 것만 보아도 알 수 있다. 완당(阮堂)이라는 호는 같이 차를 마셨던 완원의 이름에서 따온 것이라 한다. 김정희는 정약용, 초의선사와 차를 매개로 친하게 되었다. 매년 봄이면 초의선사는 차를 김정희에게 보냈고, 초의선사의 차 맛에 매료된 그는 차가 떨어지면 빨리 차를 보내라는 독촉 편지를 어김없이 보냈다고 한다.

일제강점기에는 일본인들이 광주 무등산의 다원을 인수하여 차를 제조하였다. 해방 후 허백련은 무등다원을 정부로부터 불하받아 삼애다원이라 하고 춘설차(春雪茶)를 제조하였다. 1969년에는 정부가 전라남도 지역에 농

특사업으로 다원을 조성하였다. 1978년 이후 (주)아모레퍼시픽의 계열회사인 장원산업에서 제주도와 전라남도 지역에 다원을 조성하고 신품종(주로 야부키타)을 재배하여 현대식 제차(製茶) 기계로 좋은 차를 생산하고 있다.

  의제(毅齋) 허백련이 타계한 후 대한다업·한국제다 등의 차 제조공장이 들어섰으며, 그 외 전라남도의 일부 지역과 경상남도 하동의 일부 지역에서도 차가 재배되기 시작했다. 재래종 찻잎을 이용하여 전통 방식에 의한 차 제조 방법으로 전통 녹차를 생산하는 곳도 있다. 현재 전라남도 보성에 국립 차시험장이 세워져 우리나라 차 산업의 발전과 보급에 힘쓰고 있다.

발효 정도에 따른 분류

세계적으로 차를 생산하는 나라는 많고, 차나무의 품종이나 차를 만드는 계절과 방법 그리고 형상과 풍미가 달라 다양한 종류의 차가 생산되고 있다. 그러나 통상

발효 정도에 따른 차의 분류

- 불발효차 증제녹차(0% 발효), 덖음녹차(0% 발효)
- 부분발효차 포종차(12~15% 발효), 철관음차(25~30% 발효), 우롱차(50~55% 발효)
- 발효차   홍차(85~100% 발효)

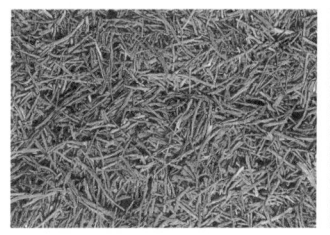
불발효차인 증제녹차

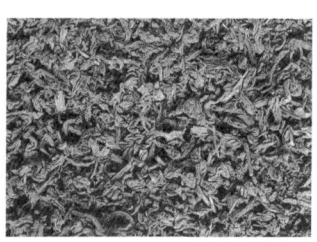
부분발효차인 우롱차

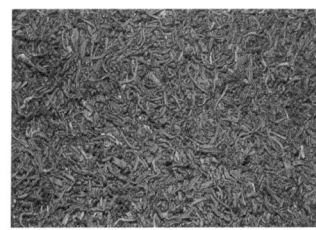
완전발효차인 홍차

발효 정도에 따라 차를 구분하는 것이 일반적이다.

홍차의 발효에는 미생물이 관여하지 않고 찻잎에 들어 있는 효소인 폴리페놀옥시다아제(polyphenol oxidase)에 의해 차의 주성분인 카테킨(catechin)류가 산화되어 색깔이 변화되는 것이 밝혀져, 효소에 의한 색깔 변화도 발효(fermentation)라는 용어를 사용하게 되었다.

발효 정도에 따라 차를 분류해보면, 발효를 전혀 시키지 않는 차를 '불발효차'라고 하며, 발효 정도가 12~55% 사이의 것을 '부분발효차'라고 한다. 부분발효차는 발효 정도에 따라 다시 세 가지 종류로 구분된다. 한편 발효를 85% 이상 시킨 것을 '발효차(홍차)'라고 한다.

최근에 선보이고 있는 후발효차(後醱酵茶)나 발효 식음료(醱酵食飮料)는 미생물에 의한 발효가 관여된 것으로, 홍차와 구별하여 '미생물 발효차'라고 불린다.

제조 방법에 따른 분류

🌿 가미차(加味茶)

차에 원예작물 및 약용작물의 뿌리, 줄기, 잎, 꽃과 과일 등을 첨가하여 다양한 맛을 내는 차이다. 주로 민트, 인삼, 생강, 계피, 감초, 국화, 여지(litchi), 장미, 레몬 등이 첨가된다. 가향차와 구별하기 애매한 것도 있다.

가향차(加香茶)

차에 향을 부여한 것(flavoured tea)으로 넓은 의미에서는 꽃차(花茶)도 포함된다. 옛날부터 중국의 랍상소우총(lapsang souchong, 正山小種), 얼그레이(earl grey), 여지홍차(litchi tea) 등이 유명하다. 과일 향으로는 사과, 망고, 바나나, 살구, 딸기 등이 이용되고 스파이스향으로는 계피, 민트, 바닐라 등이 이용된다. 그 외에 콜라, 럼주, 아몬드 등이 이용되기도 한다.

랍상소우총은 중국의 복건성에서 생산되는 고전적인 명차인데, 상류 계층이 애호하고 있다. 랍상(lapsang, 正山)은 '진짜'라는 뜻이며, 소우총(souchong, 小種)은 '솜 큰 잎'이라는 뜻이다. 소나무 잎을 태운 연기를 사용하여 차를 건조시켜 소나무 향(smoke flavour)을 부여한 것이다. 개성적이고 이국적인 동양의 향을 보유하여 유럽에서도 애호가들이 많다. 보통의 홍차에 약간 넣어 블렌딩하여 마시면 풍미가 새롭다.

얼그레이는 1830년대에 영국의 얼그레이 백작이 중국에서 가져와 즐긴 데서 유래한 차이다. 처음에는 홍차에 베르가못(bergamot) 즙을 섞었지만 지금은 베르가못 정유(精油)를 부여하고 있다. 향이 강해 밀크를 넣지 않아도 되며 아이스티에 적합하다.

여지홍차는 중국의 양귀비가 즐겨 마셨다는 차로, 광동(廣東) 지역에 있던 여지나무의 열매에서 나는 즙을 차에 넣어 마셨다고 한다.

꽃차(花茶)

찻잎에 신선한 꽃향기가 흡착되도록 만든 차이다. 중국에서는 당나라 때부터 만들어졌다고 하며, 재스민차가 85%로 제일 많다. 재스민 꽃 이외에 세계적으로 사용되는 것은 장미, 국화, 유자, 치자, 난 등이다.

재스민차는 어떻게 만들어질까? 먼저 찻잎을 건조시

킨 다음 찻잎과 꽃을 차례로 층층이 쌓아 6시간 정도 지난 후 서로 뒤집어 혼합하고, 다시 6시간 정도 방치한 뒤 건조시켜 찻잎에 흡수된 수분을 제거한다.

일반적으로 고급 차는 꽃잎을 체에 쳐서 없애고 저급 차에는 말린 꽃잎을 첨가하는 경우가 많다. 재스민차는 동양의 이미지를 나타내는 고귀한 향이 특징이다. 그러나 익숙하지 않은 사람에게는 그 향이 너무 강해 거부감을 주기도 한다.

고급 차에 속하는 베트남의 연꽃차는 본래 중국에서 전래되었지만 아주 특이하다. 옛날에는 아침 일찍 반쯤 열린 연꽃 안에 차를 한 주먹 넣고 실로 묶은 채 하룻밤 두었다가 다음 날 차를 끄집어내어 덖어서 건조시키고, 그것을 한 번 더 연꽃 안에 넣어 반복해서 매우 향기로운 연꽃차를 만들었다고 한다.

최근에는 이 제조 방법을 간소화하였다. 즉, 연꽃의 꽃가루를 채취하여 찻잎과 층층이 쌓아 실온에서 36~48시간 정치시킨 후 꽃가루를 제거하여 12~18시간 동안 천천히 건조하면 연꽃차가 된다. 1kg의 차를 만드는 데 연꽃 600송이분의 꽃가루가 필요하므로 매우 비싸다.

긴압차(緊壓茶)

역사상 매우 오래된 차로, 우리나라에서도 삼국시대부터 유래되어왔다. 증제차를 만들어 절구에 넣어 출하와 보존이 편리하도록 떡처럼 찧어 만든 것이다. 모양에 따라 떡 모양으로 만든 것은 병차(餠茶)라 하고, 둥근 모양으로 만든 것은 단차(團茶)라 하였다. 엽전처럼 만들어 꿰어 사용했다고 하여 전차(錢茶)라고도 한다. 모나게 만든 것은 전차(磚茶)라고 하며, 차를 압착하여 덩어리로 만들었다. 중국에서는 사용하는 원료에 따라서 녹차로 만든 것은 녹전차, 홍차로 만든 것은 홍전차, 흑차(黑茶)로 만든 것은 흑전차 등으로 부르고 있다.

🍃 가루차(抹茶)

좋은 차를 이용해 만든 증제차를 다시 가루로 만든 것으로, 일본에서는 다도(茶道)에도 이용하고 아이스크림 등 여러 가지 식품에 첨가하여 사용한다. 최근 우리나라에서도 생산되고 있다.

🍃 엽차(葉茶)

끝물 차에 가까운 잎을 따서 시루에 찐 뒤 대나무 체 등에 말려 손으로 비빈 후 다시 찌는 과정을 몇 회 거쳐서 만든 차로 값이 싸다. 주전자에 넣고 끓여 보리차 대용으로 한다.

채엽 시기에 따른 분류

우리나라에서는 재래종 차나무를 이용하여 전통적인 방식으로 만든 녹차를 작설차(雀舌茶)라고 한다. 이것은 송나라 때부터 불린 이름으로 어린 찻잎의 모양이 참새의 혓바닥 모양을 한 것에 연유한다. 조선시대 중기 이후는 작설이 차의 보통명사가 되어버렸고, 잎차를 가리키게 되었다.

우리나라에서 자라는 재래종 차나무는 중국 소엽종으로 알려져 있다. 일본계 품종인 개량종(주로 야부키타)과는 달리 지리산 지역에서는 4월 초부터 늦어도 5월 하순까지 10~15일 간격으로 네 번 찻잎을 수확한다. 재

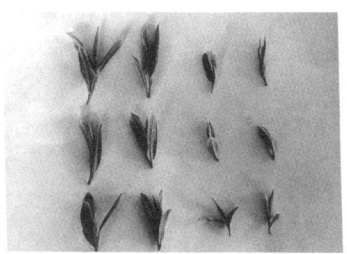
같은 시기에 채엽된 개량종 찻잎
(왼쪽)과 재래종 찻잎(오른쪽)

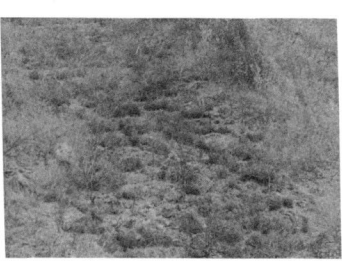
지리산 일대에서 자라고 있는
야생 녹차

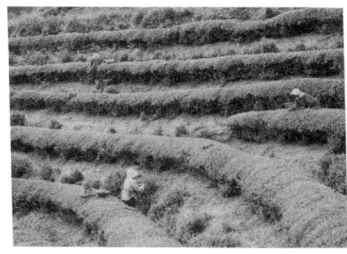
차밭에서 찻잎을 따는 모습
(최정수 제공)

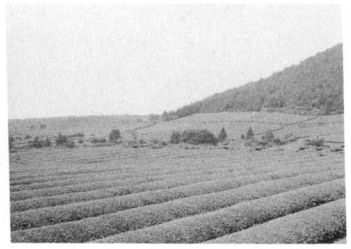
(주)아모레퍼시픽의 제주도 다원

래종은 개량종에 비해 수확 간격이 비교적 짧고, 잎이 매우 작은 것이 특징이다.

재래종은 찻잎 따는 시기에 따라 다음과 같이 분류한다.

① 우전(雨前) : 곡우절(4월 20일) 전에 따는 최고급 녹차
② 세작(細雀) : 4월 중·하순에 따는 녹차

③ 중작(中雀) : 5월 초순에 따는 녹차
④ 대작(大雀) : 5월 중순에 따는 녹차로 하작(下雀)이라고도 한다.

개량종인 경우는 수확 시기가 더 늦어지며 다음과 같이 분류한다.
① 1번차(첫물차) : 4월 중순에서 5월 초순에 따는 고급 녹차
② 2번차(두물차) : 6월 중·하순에 따는 고급 녹차
③ 3번차(세물차) : 8월 초·중순에 따는 녹차로 하차(夏茶)라고도 한다.
④ 4번차(네물차) : 9월 하순에서 10월 초순에 따는 녹차로 추차(秋茶)라고도 한다.

찻잎을 따는 시기가 빠를수록 차의 맛이 부드럽고 향이 좋으며 가격이 비싸다. 수확 시기에 따라 제조 방법을 달리하여 차를 만들기도 한다.

차 생활 흔적이 남아 있는 단어

• 차례(茶禮)

우리나라의 차례는 음력 초하룻날(설날)과 보름날, 명절, 조상 생일 등에 간단히 음식을 차려놓고 지내는 제사를 말한다. 그러나 본래 차례는 그런 것이 아니었다.

이규태(李圭泰)는 차례를 말하기를 "① 부처님에게 차를 바치고 같은 솥에 끓인 차를 마심으로써 불인융합(佛人融合)을 하자는 의식이요, ② 주지(住持)나 수좌(首座), 행자(行者)가 갈리거나 새로 탈속한 스님, 수계(受戒)한 신자가 생기면 차를 나눠 마시면서 상견(相見)하고 이질 요소를 동질화하고 합심·단합하는 의식이요, ③ 이 차례 의식의 순서나 서열을 매우 까다롭게 진행함으로써 단체 생활에 필요한 질서 의식을 심어주는 의식이다."라고 하였다.

이와 같이 차례는 결국 차(茶)를 함께 마심으로써, 신인(神人)의 융합화와 이질(異質)의 동질화, 난동(難同)의 질서화라는 3대 목적으로 이루어진 의식인데, 이것이 우리나라에 들어와서 오랜 세월이 흐르는 동안에, 특히 숭유배불(崇儒排佛) 정책에 따라 내용은 바뀌고 그 명칭만 남은 것이다.

곧 우리나라에서는 신인융합제(神人融合濟)로서 차 대신 술이나 밥 같은 것으로 바뀌게 되었다. 따라서 차례 때는 제주(祭酒)나 제찬(祭饌)을 음복하여 신인융합(神人融合)을 꾀하게 되었다.

• 다식(茶食)

《성호사설(星湖僿說)》에서 말하기를 "우리나라 제사의 사무를 규정한 책에 다식(茶食)이라는 말이 있으며, 이것은 쌀과 밀가루를 꿀에다 섞어 뭉쳐서 나무틀 속에 넣고 짓이겨 동그란 과자로 박아내는 것이다. 그런데 이것을 다식(茶食)이라고 하는 이유를 아는 이가 없다."고 하였다. 대체 차란 것은 맨 처음 생겼을 때는 물에 끓여서 먹게 되었으나, 가례(家禮)에서는 점다(點茶)라 하여 차를 가루로 만들어서 잔 속에 넣고 끓는 물을 부어 솔로 휘휘 저어서 마시는 것으로 지금 일본의 차가 모두 이와 같다.

• 다관(茶罐), 차종(茶鍾)

식기 이름

- 다천(茶泉), 다촌(茶村), 다방(茶妨)골

  차가 나는 지명

- 다담상(茶啖床)

  본래 절에서 손님을 대접하기 위하여 다과를 내어놓는 조그마한 상이나, 지금은 손님을 대접하기 위해 차려 내는 교자상을 말한다.

- 차와 다

  '차'는 본래 중국 북부의 음(音)인 데 비하여 '다'는 중국 남북조시대의 남조(420~589년)의 오(吳)나라 음(音)이다. 우리나라에는 중국 화북 지역의 '차'와 강남 지역의 '다'가 들어와서 서로 섞여 사용되고 있다.

  ※자료 : 《한국식품문화사》, 이성우, 1991

2부

차의 제조

역사 속의 차 제조

당나라 때의 육우에 의하면 당시 화북(華北)과 화남(華南) 지역의 산에는 수많은 차가 생산되었고 가공법도 다양했다. 그 당시에는 찻잎을 쪄서 찧고 굳힌 단차(團茶)가 유명했다. 그 이유는 찻잎을 산에서 따기 때문에 가지고 내려오는 동안 시들고 마는데, 바로 찌면 산화효소를 파괴할 수 있고, 찧어서 고체의 형태로 만들면 수송이 편리하기 때문이었다.

당나라 중기 무렵에는 다원(茶園)도 생겨 찻잎을 쪄서 손으로 비벼가며 건조시킨 잎차가 나타난다. 우리나라에서도 신라시대에는 단차를 마신 흔적이 있고, 조선시

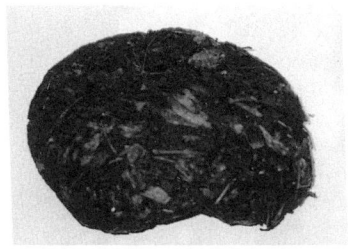
옛것을 재현해본 단차

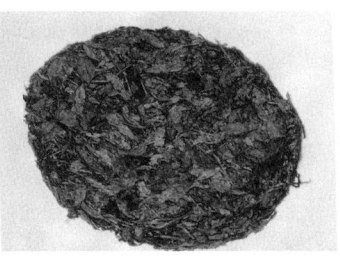
옛것을 재현해본 병차

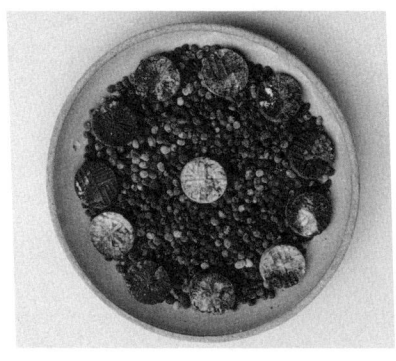
여행용 단차
(국산 녹차로 재현한 차환과 병차)

대에는 남부 지방에서 다식판(茶食板)을 사용하여 단차를 만들었다. 가운데에 대나무로 구멍을 뚫어 건조시킨 후 100개 정도를 새끼로 엮어 엽전 모양으로 만든 전차도 있었다.

다식판은 병판(餠板)이라고 하여 떡이나 과자를 만드

는 데도 사용한다. 그래서 옛날에는 전차를 병차(餠茶)라고도 하였다. 육우의 《다경》에 나오는 단차는 분말로 하여 가루차로 사용했지만, 조선시대의 전차는 직화로 쬐어 약탕관 속의 물에 몇 개 넣어 끓이면 차색이 우러나며 이것을 차사발에 따라 마셨다고 한다. 오늘날 중국이나 몽고 지방에서 음용하는 전차와 같은 방법이다. 현재 우리나라에서 만들고 있는 차는 주로 잎차다.

녹차의 제조

 녹차는 이름 그대로 녹색을 유지하고 있다. 그 이유는 제조의 첫단계에서 가열에 의해 찻잎에 포함되어 있는 효소의 활동을 중단시켜 차의 타닌(폴리페놀이라고도 하며 차의 타닌은 카테킨류이다)은 산화되지 않고 엽록체인 클로로필도 거의 변하지 않고 남아 있기 때문이다. 가열 방법으로는 수증기를 이용하는 방법과 솥에서 덖는 방법이 있는데, 앞의 것은 증제차(蒸製茶) 또는 찐차라고 하며, 뒤의 것은 덖음차라고 한다.

전통적인 방법

덖음차

찻잎에 들어 있는 산화효소를 파괴하기 위해 솥에 찻잎을 넣고 열을 가해 덖고 식혀서 비비는 과정을 몇 번 반복하면서 수분을 제거하여 만드는 전통적인 방법으로 만든 차이다. 우리나라는 사찰에서, 그리고 재래종의 녹차가 생산되는 몇몇 지역을 중심으로 나름대로의 전통 제법을 고수하고 있다. 찻잎을 따서 바로 덖기도 하고, 햇볕에 말리거나 그늘에 1~3시간 두었다가 덖기도 한다. 만드는 방법에 따라 덖는 온도, 덖고 비비는 횟수, 건조 방법 등이 약간 다를 수 있어 나름대로 특징적인 차가 만들어진다.

이 방법은 표준화되어 있지는 않지만, 대체로 소량(1~2kg)의 찻잎을 250~320℃ 온도의 솥에 넣어 7~10분 동안 덖고(온도가 더 낮으면 더 오랫동안 덖는다) 식혀서 체에 내거나 멍석에 내어 손으로 비빈 후에 고르게 덖고, 다시 처음의 덖음 온도보다 약간 낮은 온도에서 5~6분 동안 덖고 비빈다. 보통 이 과정을 3~5회 반복한다.

비비기를 한 뒤에는 차를 말리는데, 온돌방에 한지를 깔고 말리든지 선반에서 자연건조한다. 필자는 온돌방에서 건조할 때 제습기를 사용하라고 권유한 적이 있는데, 매우 효과가 좋았다는 말을 들었다. 전통적인 방법으로 솥에서 덖고 비비는 과정을 9번까지 되풀이한다는 말이 있듯이, 덖는 시간이 짧고 횟수가 많을수록 차의 질이 좋아진다는 말이 전한다. 특히 마지막 열처리는 비교적 낮은 온도에서 충분히 덖어서 마무리하는 것이 좋으며, 이 공정은 차 맛에 큰 영향을 미친다고 한다. 전통적인 방법에서도 비비거나 건조하는 과정에 간단한 기계를 도입하기도 한다.

보편적으로 우리나라 사람들은 맵고 짜게 먹는 습성이 있어 강한 맛을 가진 음료를 선호하는 경향이 있다. 그러나 구수한 냄새를 내기 위해 너무 높은 온도에서 장

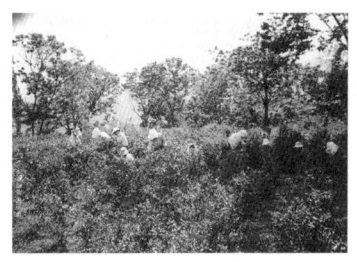

1. 손으로 잎을 딴다

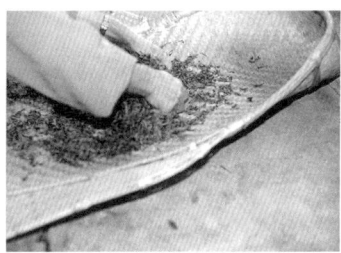

4. 비비기(유념)

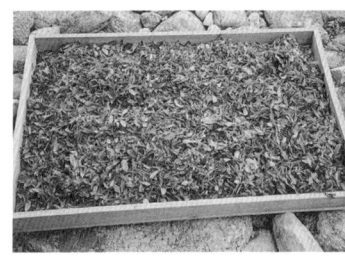

2. 수확한 찻잎

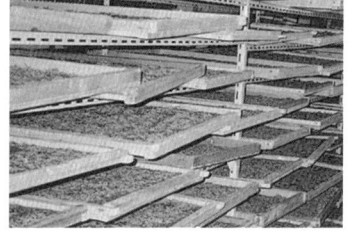

5. 자연 건조

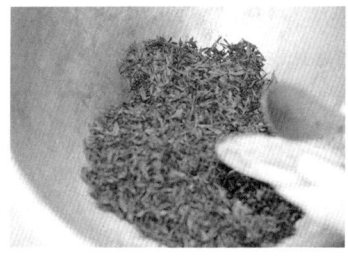

3. 솥에서 덖기

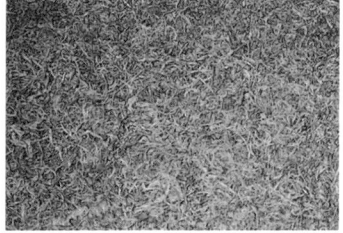

6. 멍석에서 건조

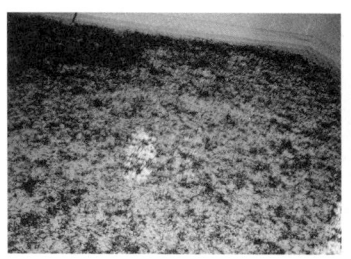
7. 온돌방 건조

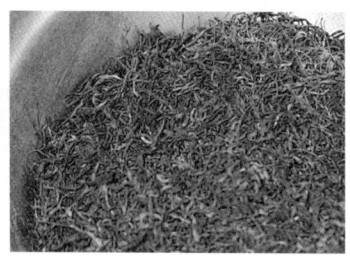
9. 완성된 덖음차

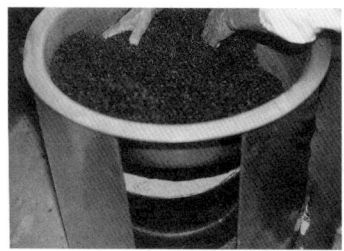
8. 마지막 열처리

시간 열처리를 하면 녹차 고유의 성분이 파괴되어 효력도 감소하고 탄 냄새가 나기 때문에 덖음차에서는 특히 열처리에 세심한 주의가 필요하다.

증제차

찻잎에 들어 있는 산화효소를 파괴하기 위하여 수증기를 찻잎에 통과시키는 방법을 이용한 차이다. 재래 방식은 찻잎을 시루에 찌거나 열탕에 통과시켜 만들었다. 경상남도 사천군에 있는 다솔사에는 효당 최범술의 다음과 같은 제다법이 전해내려오고 있다.

> 찌기 혹은 데치기 → 물 빼기 → 비비기 → 가마 덖음 → 비비기 → 온돌이나 햇볕에 말려 건조

기계식 제다법

이 방법은 생산능률을 높이고 품질의 재현성을 살리며 생산비를 낮추기 위하여 재래식 방법을 기계화하여 대량 생산하는 방법이다. 우리나라에서는 제다 공정의 일부분을 기계로 바꾸고 있다. 대기업의 경우 모든 공정

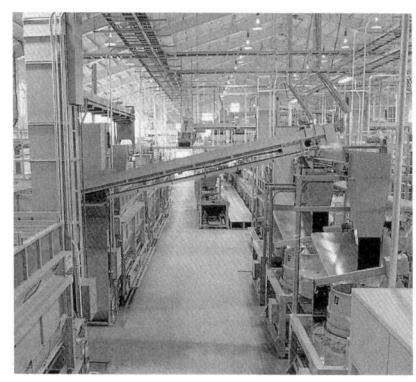
제조 공정을 컴퓨터로
관리하는 자동 생산 라인

을 기계화하여 재현성 있는 차를 만들고 있다.

덖음차

> 찻잎 → 급엽 → 1, 2차 덖음 → 냉각 → 유념 → 중유
> → 1차 건조 → 2차 건조 → 건조 → 체별 선별 → 건조
> → 줄기 선별 → 블렌딩 → 포장

① 급엽 : 수확한 찻잎을 급엽기를 통해 1차 덖음기로 공급한다.

② 덖음 : 덖음차의 품질을 결정하는 가장 중요한 공정이다. 1차와 2차 덖음을 해줌으로써 풋내를 없애고 구수한 향미가 생기도록 한다.

③ 냉각 : 열에 의한 엽록소의 파괴를 줄이기 위해 덖은 찻잎을 식힌다.

④ 유념 : 찻잎을 비비는 공정이다. 찻잎을 비빔으로써 찻잎의 세포막을 파괴시켜 차를 우릴 때 각종 수용성 성분이 잘 우러나도록 하는 공정이다.

⑤ 중유 : 비비는 과정에서 생기는 찻잎 덩어리를 풀어주고 찻잎 중의 수분을 고르게 하는 공정이다.

⑥ 1차 건조 : 덖음차 고유의 구수한 향미가 나도록 하는 과정이다.

⑦ 2차 건조 : 덖음차 특유의 구부러진 찻잎 모양을 만들어준다.

⑧ 건조 : 자동 열풍 건조기로 건조한다. 찻잎에 구수한 향미가 남아 있고 수분 함량이 4% 이하가 되게 건조한다.

증제차

> 찻잎 → 급엽 → 증열 → 냉각 → 조유
> → 유념 → 중유 → 정유 → 건조

① 급엽 : 수확한 찻잎을 급엽기를 통해 증열기로 공급한다.

② 증열(蒸熱) : 보일러에서 발생시킨 수증기로 찻잎 중의 효소를 불활성화시킨다. 30~40초 동안 가열 처리한다. 찌는 시간을 1분 정도 길게 하여 찻잎의 세포벽을 파괴시켜서 수용성 성분이 빠른 시간 내에 우러날 수 있도록 특별히 만든 것이 심증차(深蒸茶)이며, 찌는 시간을 2분 정도 길게 하여 성분이 냉수에도 우러나올 수 있도록 만든 것이 냉녹차(冷綠茶)이다.

③ 냉각 : 증기로 찐 찻잎을 급랭시켜 열에 의해 찻잎이 변색되는 것을 막고, 잎 표면에 묻어 있는 수분을 제거하여 색의 변화를 억제하도록 하는 공정이다.

④ 조유 : 열풍 중에서 압박시키면서 교반이 쉽게 되도록 하며, 찻잎 중의 수분을 밖으로 배출하여 수분 함량을 약 50%로 감소시키는 공정이다(생잎의 수분 함량은 약 78%임).

⑤ 유념 : 찻잎을 비벼서 찻잎 각 부분의 수분 함량을 균일하게 한다. 동시에 찻잎의 세포 조직을 적당히 잘 파괴해 찻잎 성분이 물에 잘 우러나게 하고, 찻잎 모양도 좋아지게 하는 공정이다.

⑥ 중유 : 비비기를 한 찻잎의 수분을 적당히 제거하여 다음 공정인 정유 단계에 적합한 찻잎 상태를 만들기 위해 교반과 가압으로 찻잎 표면 수분과 내부 수분의 확산을 균형 있게 열풍으로 건조하여 수분 함량을 26%까지 감소시킨다.

⑦ 정유 : 찻잎 내부의 수분을 배출시켜 건조시키고 증제차 특유의 침상형(針狀型)으로 만드는 공정이다.

⑧ 건조 : 정유기에서 나온 찻잎의 수분 함량은 12~13%이므로 70~80℃의 열풍 건조기에서 건조시켜 최종 수분 함량이 4~5%가 되게 한다.

차 한잔 마시며 쉬어가는 곳 | TEA

전통적인 제법과 현대적인 제법, 덖음차와 증제차는 어떻게 다를까?

- **전통적인 제법과 현대적인 제법**

  전통적인 제법 비비기가 약하므로 맛이 산뜻하고 단백하며 색깔은 연록색인데, 차가 우러나는 데 시간이 많이 걸린다.

  현대적인 제법 비비기가 강하므로 맛이 진하고 색깔은 녹색이며 차가 빨리 우러나온다.

- **덖음차와 증제차**

  덖음차 덖어서 증제차보다 구수하고 진한 향미를 내지만 색깔은 황색을 띤다. 차의 모양은 구불구불하며 제품의 포장을 갈색으로 하여 증제차와 구별하기도 한다.

  증제차 차 본래의 풋내가 나고 색깔은 녹색이 강하다. 차의 모양은 침상 모양을 하고 있으며, 제품의 포장을 초록색으로 하여 덖음차와 구별하기도 한다.

3부

녹차의 품질을 결정하는 성분들

차의 맛 성분

차가 세계인의 기호음료가 된 이유는 크게 두 가지로 볼 수 있다. 첫째는 그 맛과 향기가 사람들의 기호에 맞기 때문이다. 두 번째는 차의 성분이 건강을 증진시키는 것이 과학적으로 입증됐기 때문이다. 이렇게 차의 풍미가 뛰어나고 색이 아름다우며 건강을 증진시키는 것은 그런 것을 가능하게 하는 화학 성분이 모두 차에 들어 있기 때문이다.

이미 언급했듯이 세계 각국에서 생산되는 차는 그 종류마다 풍미가 조금씩 다르다. 이것은 차나무의 품종이나 산지, 기후, 만드는 법 등이 각기 다른 데서 기인하는 것이지만, 엄밀하게 말하면 그로 인해 차의 구성 성분의 함량이 조금씩 달라졌기 때문이다. 어떤 성분은 색에 기여하고 어떤 성분은 차의 풍미에 기여한다. 효능에 기여하는 성분이 따로 있는가 하면, 카테킨이라는 성분은 맛이나 색, 효능에 모두 관여하기도 한다.

생찻잎의 대부분은 수분(75~80%)이 차지하지만 고형분 중에서 가용성 성분은 50% 미만이다. 가용성 성분이란 물에 녹는 물질을 말하는데, 우리에게 맛을 주는 차의 타닌인 폴리페놀, 아미노산, 카페인, 당 등을 말한다. 그 중에서 폴리페놀은 13~30%를 차지하며 차의 타닌 혹은 카테킨이라고 한다. 찻잎 중의 고형분은 섬유질 50%, 단백질 15%(효소 성분 포함), 탄수화물 7%(펙틴 3.2~6.4%), 설탕 0.9~2.3%, 포도당+과당 0.3~0.8%, 지질 7%, 유리아미노산과 펩타이드 1.6~5%, 카페인 3~4%, 무기질 5%, 유기산 0.5%로 구성되어 있으며, 이 외에 핵산 물질, 사포닌, 향기 성분 등도 들어 있다.

녹차의 맛 성분

녹차는 떫은맛, 쓴맛, 감칠맛, 단맛 등이 어우러진 독특한 맛을 낸다. 처음 차 생활을 시작하는 사람의 경우에 이러한 녹차의 참맛을 느끼는 데는 다소 시간이 걸리는 것 같다. 차를 처음 접하는 사람은 차를 마실 때 얼굴을 찡그리는 일이 자주 있다. 그것은 차의 맛에 익숙하지 않아 떫은맛과 쓴맛에만 민감하게 반응하기 때문이 아닌가 싶다. 차에 익숙하게 된 사람은 오히려 향과 더불어 감칠맛과 단맛을 더 민감하게 느끼는 것 같다.

 차의 독특한 맛의 주성분 중 주로 쓴맛과 떫은맛은 카테킨류에 기인하지만 카페인과 사포닌도 쓴맛에 약간 영향을 주며, 감칠맛과 단맛은 주로 아미노산류에 기인한다. 아미노산류에 비해 적게 들어 있는 핵산 물질과 설탕, 포도당, 과당 등의 당류도 감칠맛과 단맛을 내는 데 관여한다.

폴리페놀(카테킨)

카테킨은 찻잎에 들어 있는 성분 중 가장 중요한 것의 하나이다. 맛뿐만 아니라 색에도 깊이 관여하며, 차의 생리적 기능 성분으로서도 가장 많은 작용을 한다. 지금

차에 들어 있는 주요 카테킨의 구조

까지 약 70여 종류의 카테킨이 단리되어 구조가 밝혀졌다. 카테킨은 플라반-3-올(flavan-3-ol) 유도체로서 화학구조상 플라보노이드(flavonoid)류에 속한다. 주요 카테킨류의 구조와 종류는 앞의 그림과 같다.

에피카테킨과 에피갈로카테킨은 쓴맛을 내며 저농도에서는 뒷맛이 달고 떫은맛이 적다. 에피카테킨갈레이트와 에피갈로카테킨갈레이트 등의 갈레이트는 떫은맛과 쓴맛이 강하다. 떫은맛과 쓴맛이 있는 몰식자산

차에 들어 있는 주요 카테킨의 종류

종 류	R1	R2
에피카테킨	H	H
에피갈로카테킨	H	G
에피카테킨갈레이트	OH	H
에피갈로카테킨갈레이트	OH	G
카테킨	H	H
갈로카테킨	OH	H

(gallic acid)과 에스테르형인 에피카테킨갈레이트와 에피갈로카테킨갈레이트는 찻잎의 수확 시기가 늦어질수록 증가하는 경향이 있다. 각 카테킨류의 함량은 차의 종류에 따라 다르지만, 녹차에는 에피갈로카테킨갈레이트의 함량이 가장 많다. 앞의 그림에서 (−)와 (+)는 화학구조의 입체적인 차이이다.

차의 쓴맛과 떫은맛은 전체의 70~75%가 카테킨류에 의해 정해지지만 차의 품질을 구별하는 데는 아미노산만큼 큰 영향을 끼치지는 않는다.

🍃 아미노산

차에 들어 있는 아미노산류로는 아스파르트산(aspartic acid), 트레오닌(threonine), 글루탐산(glutamic acid), 글리신(glycine), 알라닌(alanine), 발린(valine), 메티오닌(methionine), 이소류신(isoleucine), 류신(leucine),

티로신(tyrosine), 페닐알라닌(phenylalanine), 리신(lysine), 히스티딘(histidine), 아르기닌(arginine), 글루타민(glutamine), 아스파라긴(asparagine), 트립토판(tryptophan), 테아닌(theanine) 등이 있다. 이 가운데 테아닌은 아미노산 중 차에 가장 많이 들어 있으며 그 함량은 차의 품질을 결정하는 큰 요인이기도 하다.

테아닌은 글루탐산과 에틸아민으로부터 형성된 아미드로서 차 특유의 감칠맛과 단맛을 결정한다. 테아닌은 햇볕을 차단하여 일조량을 감소시킴으로써 찻잎에 축적된다. 이 원리를 이용하여 감칠맛이 풍부한 옥로차나 볕가리개차를 만든다. 테아닌은 햇볕을 쪼일 경우 카테킨으로 변한다. 그러므로 수확 시기가 늦어질수록 테아닌의 양은 감소하고 카테킨의 양은 증가한다.

다음 표는 국내에서 생산되는 개량종 녹차(야부키타)의 테아닌 함량과 중요 아미노산류의 함량비를 나타낸 것이다.

개량종 녹차의 테아닌과 총질소 함량

차 종류	테아닌 (mg/100g)	총질소 (건조물%)
증제 1번차(4월에 수확한 고급 차)	2235	4.68
증제 2번차(6월에 수확한 중급 차)	856	3.38
증제 3번차(8월에 수확한 하급 차)	209	3.20
덖음 1번차(4월에 수확한 고급 차)	2106	5.44
덖음 2번차(6월에 수확한 중급 차)	1059	4.57
덖음 3번차(8월에 수확한 하급 차)	467	3.63

증제차의 중요 아미노산 조성

아미노산	전체 아미노산에 대한 비율(%)	
	1번차	2번차
아스파르트산	6.60	8.45
세린	3.74	4.03
글루탐산	9.44	8.45
글루타민	6.75	3.98
테아닌	55.48	54.58
아르기닌	9.44	1.77

덖음차의 중요 아미노산 조성

아미노산	전체 아미노산에 대한 비율(%)	
	1번차	2번차
아스파르트산	5.79	8.49
세린	4.17	1.54
글루탐산	6.83	8.62
글루타민	7.23	7.38
테아닌	55.67	49.15
아르기닌	6.68	2.20

녹차의 색깔 성분

녹찻잎의 색깔을 결정하는 성분은 엽록소(클로로필)와 카로티노이드류이다. 엽록소에는 a형(청록색)과 b형(황록색)이 있어 자연계에 약 3 : 1의 비율로 존재한다. 녹차에는 건조물 1g당 엽록소가 14mg 들어 있다.

카로티노이드류는 찻잎에서 16종류가 분리되었는데 건조물 1g당 약 0.25mg이 들어 있다. 카로티노이드는 탄소와 수소만으로 이루어진 카로틴과 산소가 추가되어 알코올이나 케톤, 알데하이드형으로 이루어진 크산토필이 있는데, 총카로틴의 90%는 베타카로틴이 차지한다. 크산토필의 종류로는 루테인(lutein)과 제아크산틴(zeaxanthin)의 함량이 비교적 높은 편이다. 차가 성숙함에 따라 카로티노이드의 함량은 점차 증가한다.

녹차의 엽록소는 햇볕을 가려주는 차광에 의해 함량이 증가하므로, 옥로나 볕가리개차의 차액색은 초록색이 진하다. 한편 녹차의 차액색에 주로 관여하는 색소 성분은 황색 색소인 플라보놀(flavonol) 배당체가 많다.

플라보놀 배당체란 캠퍼롤(kaempferol), 케르세틴(quercetin), 미리시틴(myricetin)을 아글리콘(aglycone, 당을 함유한 배당체 중에서 당을 제외한 부분)으로 하는 이당체나 삼당체이다. 플라본 배당체도 아주 많이 알려져 있다. 녹차액의 색에는 홍차와 마찬가지로 카테킨의 산화 중합물도 기여한다.

차의 카로티노이드 분석(mg/건조물 100g)

카로티노이드	1번차	2번차	3번차	성숙된 차
총카로티노이드	25.4	35.8	41.4	126.1
크산토필	17.5	23.8	30.2	72.2

녹차의 품질과 성분

 녹차 품평회를 할 때 과학적으로 근거가 되는 성분의 유무나 함량에 의해 녹차의 품질을 결정할 수 있다면 매우 바람직할 것이다. 그러나 녹차의 성분과 품질 간의 상관관계를 산출하는 것은 그리 간단한 일이 아니다. 품질을 판정할 때는 차의 외관, 색깔, 향기, 차액색 및 맛을 관능적으로 종합하여 정하기 때문이다.

 여러 가지 연구 결과 대체로 고급 차는 총질소량, 총 아미노산량, 테아닌, 글루탐산 등의 감칠맛 성분이 많았다. 또 총질소와 카페인 등의 가용 성분이 많았고, 카테킨과 유리 환원당은 적었다.

🍃 녹차 제조 및 보관 중의 성분 변화와 품질

녹차는 찌거나 덖는 제조 공정상 효소를 불활성화시키기 때문에 대체로 찻잎 성분이 그대로 녹차 성분으로 되므로 발효차에 비해 성분 변화는 크지 않다. 그러나 효소의 불활성화가 이루어지기 전에 생엽을 어떻게 저장하느냐에 따라, 그리고 제조 공정 중의 가열 처리 및 완성품의 보존 조건에 따라 녹차의 품질에 관계되는 성분의 변화가 일어난다.

중국의 유명한 녹차인 용정차(龍井茶)는 독특한 향미를 내게 하기 위해 덖는 과정을 거치기 전에 일부러 하루 정도 생엽채로 둔다고 한다. 그러나 통상의 제조 방법에서는 수확한 찻잎을 바로 찌거나 덖는 공정으로 가져간다. 통기성이 있는 곳에서 1~2일의 짧은 시간이면 선도를 보존하지만 1~2주가 지나면 찻잎의 호흡에 의해 온도가 상승하고 지질 대사가 진행되어 품질이 낮아진다. 5℃의 저온 저장을 하면 단백질의 분해와 탄수화물이나 비타민 C의 감소가 억제된다.

  차를 만들 때 가열 처리는 피할 수 없는 공정인데, 130℃로 가열할 때는 환원당과 아미노산 중 세린이 약간 감소하고 카테킨이 소량 이성화되었지만 다른 성분은 거의 변화가 없었다. 그러나 지질의 감소는 심했다. 가열온도가 높고 시간이 길어질수록 성분 변화가 심했다.

  가열에 의한 환원당과 아미노산 및 지질의 분해는 녹차의 구수한 향기 형성에 관계하지만, 너무 높은 온도에서 장시간 열처리를 하면 녹차 고유의 성분도 파괴되고 녹차의 효력도 감소하므로 기계가 아닌 수작업을 할 때는 열처리에 주의하는 것이 좋다.

  녹차 제품을 밀봉하지 않고 방치하면 습기에 의해 빨리 변질되고 색깔과 지질의 변화가 심하다. 비타민 C도 급격하게 감소한다. 불활성가스 내에서 밀봉하거나 질소가스로 치환하여 포장하면 이를 막는 효과가 있다고 한다.

녹차의 향기 성분

 사람은 좋은 향을 맡아서 만족했을 때 근육의 긴장이 풀어지고, 뇌세포에 휴식과 활력이 찾아온다. 찻잎 자체는 기본적으로 상쾌한 향을 가지고 있지만, 차를 만드는 과정에서 조금씩 변화하여 여러 가지 향기 성분이 조화된 복잡한 향을 만들어낸다. 맛 성분이 불휘발성 물질이라면 향기 성분은 휘발성 물질이다. 향기 성분은 극히 적은 양이라도 매우 민감하게 작용한다. 제조 방법의 차이에 의해서도 달라지는데, 덖음차와 증제차의 향기 성분 조성은 다르다.
 식품의 향기에 관한 연구는 예부터 과학자들의 흥미

의 대상이었다. 그러나 향기 성분이 본래 미량이고 변화하기 쉬운 화합물의 복잡한 혼합물이기 때문에 그 화학적 연구는 극히 한정되었다. 그러나 가스크로마토그래피라는 기기가 향기 연구 분야에 도입되어, 여러 가지 식품의 향기 성분을 분리할 수 있게 되었다.

녹차는 초록색을 유지하기 위해 열을 가해서 발효를 억제시켜 만든 차이다. 반면에 홍차는 적극적으로 찻잎을 발효시켜 고유의 색이 나도록 한 발효차이다. 발효 과정에서 복잡한 화학반응이 진행되어 홍차는 녹차보다 많은 향을 생성하게 된다. 우롱차도 독특한 향을 가진다.

덖음차의 향기 성분

지리산 서남단 일대는 중국에서 전래되어온 차나무 종(種)을 처음 재배한 곳으로 역사적으로도 유명한 곳이

지리산 녹차의 특징적인 향기 성분

향기 성분	화합물
장미향과 그 밖의 꽃향기	제라니올(geraniol), 페닐 에탄올(2-phenyl ethanol) 리나롤(linalool), 베타-이오논(β-ionone) 벤즈 알데하이드(benzaldehyde), 네롤리돌(nerolidol), 시스-재스몬(cis-jasmone), 재스민 락톤(jasmine lactone), 인돌(indole)
달콤한 과일 향	메틸 살리실레이트(methyl salicylate), 벤질 알코올(benzyl alcohol)
구수한 향	알킬 피라진류(alkyl pyrazines), 메틸 푸르푸랄(5-methyl furfural), 에틸 포밀 피롤(2-ethyl-2-formyl pyrrole), 아세틸 피롤(acetyl pyrrole)
풀 냄새	헥산올(1-hexanol), 시스-헥세올(cis-3-hexenol), 트랜스-헥세올(trans-2-hexenol), 시스-헥세닐 헥사노에이트(cis-3-hexenyl hexanoate), 트랜스-헥세닐 헥사노에이트(trans-3-hexenyl hexanoate)

다. 또한 차나무가 자라기 좋은 자연환경을 가지고 있어 지금도 재래종 차나무의 잎으로 전통적인 방법에 의해 좋은 품질의 녹차가 생산되고 있다.

이곳에서는 대개 가내 수공업으로 덖음차가 제조된다. 덖음차는 찻잎 중의 산화 효소를 파괴하기 위하여 솥에다 찻잎을 넣고 열을 가해 덖어서 만든 차이다.

옆의 표는 지리산 지역에서 생산되는 녹차의 특징적인 향기 성분을 나타낸 것이다. 지리산 지역에서 제조되는 덖음차의 향기 성분은 주로 꽃향기가 나는 것이 특징이다.

다음 그래프는 지리산 지역에서 재래종 찻잎으로 생산되는 녹차 중 제조 회사가 다른 세 종류의 우전녹차, 즉 찻잎을 곡우(4월 20일) 이전에 수확하여 만든 차의 향기 성분을 가스크로마토그래피 기기로 분석한 것이다.

77쪽 표는 앞의 세 종류의 우전녹차 향기 성분 중 특징적인 향기를 나타내는 화합 물질별로 성분 함량을 나타낸 것이다.

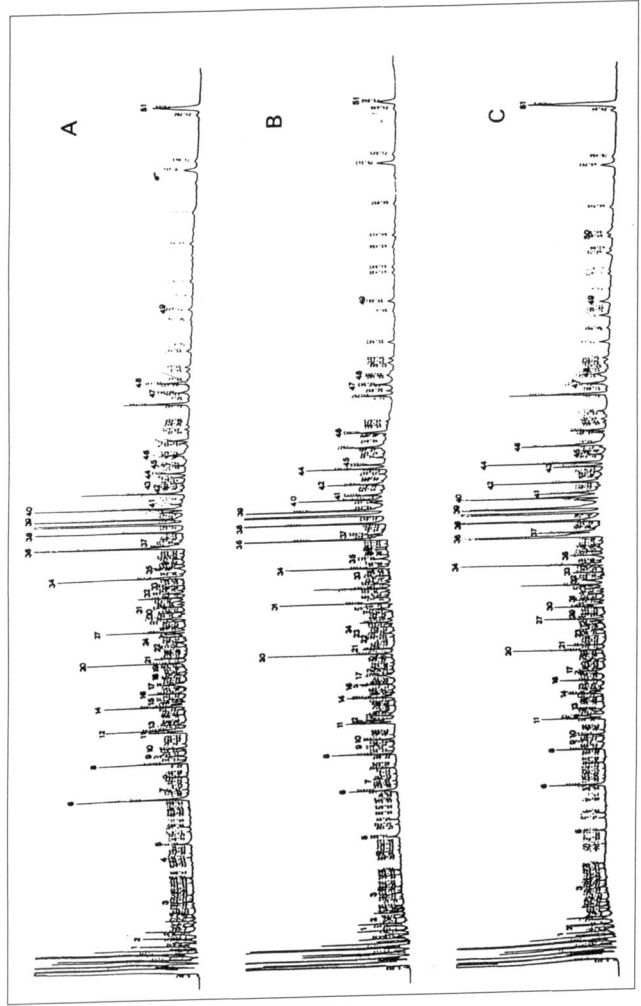

지리산 녹차 향기 성분의 가스크로마토그램

우전녹차에서의 특징적인 향기 화합물의 조성비율

향기 화합물	피크 면적(%)		
	A사 제품	B사 제품	C사 제품
장미꽃 향기	9.5	9.5	16.7
다른 종류의 꽃향기	9.4	7.5	7.2
달콤한 과일 향	2.3	4.7	4.8
고소한 냄새	3.5	4.3	2.2
풀 냄새	1.7	1.5	0.9

분석 결과 지리산 일대에서 생산되는 우전녹차의 주요 성분은 제라니올, 페닐 에탄올, 베타-이오논, 벤질 알코올, 벤질 시아나이드와 리나롤 옥사이드 등으로 밝혀졌다. 실험에서 쓴 각 제품의 주요 향기 성분의 조성 비율은 비슷한 경향을 나타냈다. 그 이유는 이 일대의 우전녹차는 같은 시기에 수확된 재래종 찻잎을 이용해 거의 비슷한 제다법으로 제조되기 때문이라 생각된다. 특히 향기 성분 중에서 제라니올이 세 종류의 제품에서

각각 제일 많은 것이 특징이었다. 페닐 에탄올도 많이 들어 있다.

제라니올과 페닐 에탄올은 장미꽃 향을 내는 화합물로서 합성되어 식품이나 화장품의 향료로 많이 이용되는 물질이다.

시료 A에는 장미꽃 향 성분을 제외한 재스민 등의 꽃향기에 기여하는 화합물의 함량이 시료 B와 C에 비해 약간 많았다. 덖음차는 무엇보다 덖는 공정이 중요하다. 덖는 과정이 부족하면 풋내가 나고 유통 중에 발효가 빨리 진행된다. 반대로 너무 지나치게 덖으면 탄 냄새가 난다. 따라서 풋내를 없애고 구수한 향이 적절하게 생성될 수 있도록 덖는 온도와 시간을 조절해야 한다.

덖음차는 증제차에 비해 열을 더 많이 가하기 때문에 증제차보다 풋내가 감소하고 구수한 냄새가 증가한다. 녹차를 덖는 과정이나 마지막 단계인 열처리 과정에서 피라진류와 푸란류 및 피롤류가 생성되는데, 이들 화합물은 덖음차 특유의 구수한 향에 기여한다.

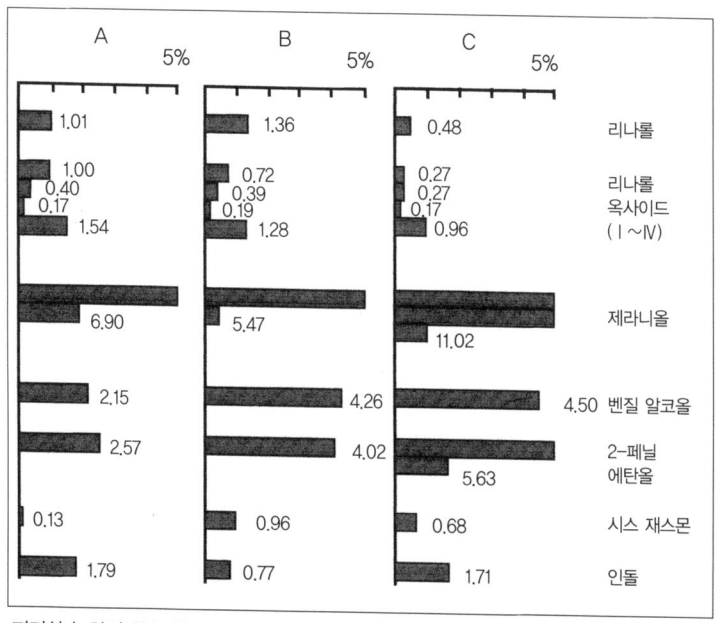

지리산 녹차의 중요 향기 성분 ※ 시료 A, B, C는 각각 제조원이 다른 우전녹차

 찻잎의 수확 시기가 늦어질수록 제라니올의 함량이 감소했고, 반면에 피라진류와 푸르푸릴 알코올의 함량은 약간 증가하였다. 이것은 수확 시기가 늦은 차일수록 차를 덖는 온도를 높여주거나 덖는 시간을 늘려주기 때문이라고 생각된다. 수확 시기가 늦은 찻잎으로 만든 차

일수록 꽃향기가 줄며 구수한 냄새가 증가하는 것은 이와 같은 이유 때문이라 생각된다.

🍃 증제차의 향기 성분

현대식 증제차는 자동화된 기계를 이용하여 찻잎을 수증기로 찌고 조유기에서 열풍으로 건조시킨 뒤 유념기에 넣어 고르게 비벼준 다음, 2차 건조와 최종 건조를 거쳐 만들어진 것이다. 덖음차와는 달리 증제차 특유의 상쾌한 향기가 난다. 제주도에서 개량종 찻잎으로 만든 증제차의 향기 성분을 알아보니 테르펜 알코올류(증제 1번차에 22.0%), 케톤류(증제 1번차에 8.6%)가 양적으로 많았다. 덖음차에 많았던 제라니올보다 네롤리돌(5.4%)과 인돌의 함량이 증제차에도 많았다.

증제차에 포함되어 있는 테르펜 알코올류는 대부분 꽃향기를 내는 화합물로 알려진 것들이다. 즉, 증제차에 많은 네롤리돌은 달콤한 꽃향기를 내는 성분이고, 시스-재스몬은 재스민꽃의 주된 향기 성분이다. 제라니올은 달콤한 장미 향을 내며 리나롤은 꽃이나 상쾌한 밀감 향을 낸다. 벤질 알코올과 페닐 에탄올도 꽃향기를 내고 있다. 국산 증제차에 많은 인돌은 향기가 전체적으로 조화를 이루도록 하여 향기를 중후하게 하고 보향 효과도 있어 지속성을 준다고 한다. 대만산 최고급 포종차는 향기 성분의 20% 이상을 인돌이 차지하고 있다.

🍃 현미녹차의 향기 성분

최근 들어 우리나라에서도 많은 사람이 녹차를 좋아하면서 대중화되고 있다 그러나 대체로 짜고 맵게 먹는 식습관 때문인시 아직은 녹차보다는 조금 더 자극적인 음료를 선호하는 경향이 있다. 녹차 제품에 관한 조사에서도 조사 대상자의 절반 이상이 현재 시판 중인 녹차보

현미녹차의 피라진 함량

피라진류	피라진 함량*		
	현미 30%	현미 50%	현미 70%
메틸 피라진	3.50	13.0	10.79
2,5-디메틸 피라진	5.13	12.8	14.54
2-에틸 피라진	2.50	8.07	8.63
2,6-디메틸 피라진	1.58	4.03	5.17
2,3-디메틸 피라진	0.79	2.70	3.83
2-메틸-5-에틸 피라진	2.26	4.30	6.54
2-메틸-6-에틸 피라진	2.55	4.07	6.71
트리메틸 피라진	1.68	4.33	6.92
3-에틸 2,5-디메틸 피라진	4.29	5.87	9.38
2-에틸 3,5-디메틸 피라진	0.39	1.60	3.33
합 계	24.68	60.77	75.83

※ 내부 표준 물질을 1로 했을 때의 상대치

다도 맛이 진하고 향기가 강한 다른 종류의 차 제품을 선호하는 것으로 나타났다고 한다.

현미녹차는 녹차에 볶은 현미를 첨가하여 만든 차로서 녹차의 산뜻한 향기와 현미의 구수한 향기가 잘 조화된 것이다. 현미녹차는 볶은 현미를 통해 구수한 향기 성분을 부여함으로써 비교적 저급의 녹차라도 이용할 수 있다는 장점이 있다.

현미녹차는 가격이 비교적 저렴하고 우리나라 사람들의 기호에 잘 부합되기 때문에 현재 우리나라에서 시판되는 녹차 종류 중 판매량이 가장 많다. 경상남도 하동군에서 생산되는 중작녹차에 통상의 방법으로 볶은 현미를 섞어 향기 성분을 분석하였는데, 중요 성분으로는 메틸 피라진, 2,5-디메틸 피라진, 2,6-디메틸 피라진, 2-에틸 피라진, 2-메틸-5-에틸 피라진, 트리메틸 피라진 등의 피라진류와 푸르푸릴 알코올, 제라니올, 벤질 알코올, 인돌 등이 들어 있는 것으로 밝혀졌다.

제라니올과 벤질 알코올 등은 녹차의 원래 향기에서 온 것이다. 구수한 향기에 기여하는 피라진류는 녹차를 덖어줄 때도 적은 양이 생성되지만, 그 대부분은 볶은 현미에서 나는 것으로 보인다. 실제로 현미를 많이 넣을수록 피라진의 양이 증가하였다.

다음의 두 그림은 남녀 학생 34명을 대상으로 실시한 녹차의 향과 맛에 관한 관능검사의 결과를 나타낸 것이다. 맛과 향기에 있어서 공통적으로 현미를 많이 넣을수록 구수한 맛과 향기의 관능점수가 높아졌으며, 녹차 고유의 특징적 향기로 알려진 떫은맛과 신선한 향기 및 꽃향기 등의 관능점수는 낮게 나타났다. 각 시료의 기호도 및 구매도 조사에서도 평소에 차를 즐기는 사람의 경우는 현미를 넣지 않은 녹차를 가장 선호하는 반면, 그렇지 않은 사람은 현미가 많이 들어갈수록 그 선호도가 증가하였다.

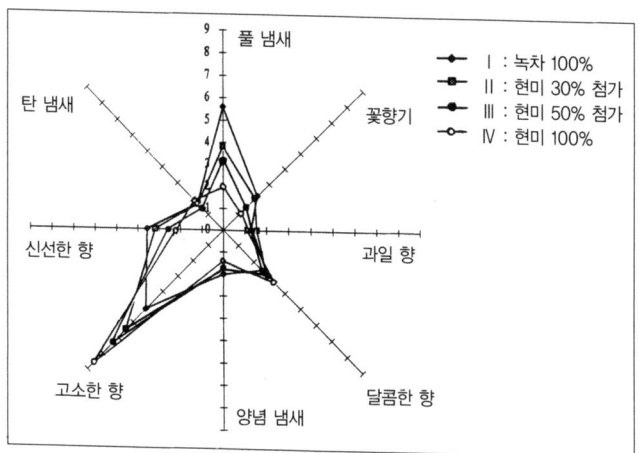

현미녹차의 향기에 관한 관능검사(QDA diagram)

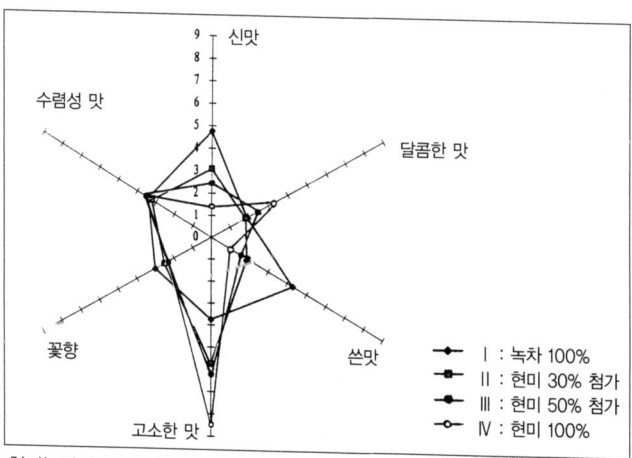

현미녹차의 맛에 관한 관능검사(QDA diagram)

🍃 지나치게 덖었을 때와 저장 중인 녹차 향 성분 변화

조리할 때 식품 재료에 가열을 하면 피라진류와 피롤류 및 푸라닉 화합물들이 생겨난다. 이런 물질들은 식품에 적당량 들어 있으면 구수하고 달콤한 향을 내지만, 지나치게 생성되면 탄 냄새가 난다.

마찬가지로 차를 지나치게 덖으면 위의 화합물들이 다량 생성된다. 일본에서는 찻잎의 수확 시기가 늦은 저급품의 녹차를 180℃의 높은 온도로 가열하여 떫은맛도 감소시키고 구수한 냄새를 생성시켜 만든 태운차(焙じ茶)가 시판되고 있다. 이 차는 차 고유의 향미는 떨어지지만 가격이 비교적 저렴하기 때문에 많이 소비되고 있다.

또한 녹차를 저장할 때도 향기 성분에 변화가 생긴다. 녹차를 오래 저장할수록 이취(異臭)인 1-펜텐-3-올, 시스-2-펜텐-1-올, 트랜스, 시스-2, 4-헵타디에날 및 트랜스, 트랜스-2, 4-헵타디에날의 함량이 높아진다.

이 성분들은 저장 기간이 길수록 현저하게 많이 생성되는데, 저장 온도를 낮추면 생성이 억제된다. 수확 시기가 늦은 저급 녹차일수록 저장 중에 이들 성분이 많이 생성된다.

저장할 때 습기 및 공기를 없애고 질소를 충진한 포장을 하면 4개월이 지나도 녹차는 향기가 그대로 유지된다. 그러나 습기와 공기를 없앤 조건에서 질소 충진을 하지 않으면 저장을 시작한 지 2개월 후부터 이취가 약간 난다. 그 원인은 지방산이 분해된 물질들 때문이다. 공기만을 제거하여 포장을 한 경우 2개월째부터 산패되며 냄새가 나는데, 이는 향기 성분 중 아세트산이 생성되기 때문이다.

ue # 4부

과학적으로 입증된 차의 효능

차의 보건 및 약리 효과

차는 수천 년의 긴 역사를 가진 기호음료이자 건강 음료이다. 차의 발생지인 중국의 의학서와 문헌에는 차에 관해서 60여 가지의 보건 효과와 20여 가지의 의학적, 약리적 효능이 기술되어 있다.

국제차심포지엄에서 중국농업과학원 다엽연구소의 첸 종마오(陣宗懋) 박사는 매일 한 잔 또는 그 이상의 차를 마시면 약국에 가는 것을 멀리 할 수 있다는 중국 속담을 인용하며, 차(茶)라는 글자를 풀이하면 20＋88로 108세까지 산다는 말을 서두로 차의 보건 효과에 대한 강연을 한 바 있다.

또 일본에서 알았던 대만성차업개량장(臺灣省茶業改良場)의 완일명(阮逸明) 장장(場長)님은 필자에게 새해 선물로 우롱차를 보내주곤 하는데, 그때마다 차통 위에 근하신년이라는 글귀와 더불어 여러 가지 차에 관한 글이 적혀 있었다.

그 중의 하나가 당나라의 시인 노동(盧同)의 〈칠완다가(七碗茶歌)〉라는 시인데, 그 내용인즉 "차를 항상 마시면 심신을 이롭게 한다. 어찌 위나라 황제의 환약에 비하리요. 차라리 노동(盧同)의 일곱 잔의 차를 마시자."이다.

노동은 일곱 잔의 차를 이렇게 표현하였다.

"첫째 잔은 향기를 내고, 둘째 잔은 세상 시름을 잊게 하고, 셋째 잔은 갈증을 해소해주고, 넷째 잔은 땀을 내게 하여 불평스러운 모든 일을 잊게 해주고, 다섯째 잔은 피부를 깨끗하게 해주고, 여섯째 잔은 정신을 맑게 해주며, 일곱째 잔은 날개를 달고 날아 가게 해주는 것 같다."

중국차의 찻잔은 아주 작으므로 일곱 잔까지는 부담

없이 마실 수 있는 것 같다.

또 다른 글귀에서는 "항상 차를 마시면 심신(心身)을 이롭게 한다. 아침에 마시는 차는 뇌를 맑게 하고 정신을 새롭게 하며, 오후에 마시는 차는 기분을 온화하게 하고 정신을 바르게 하며, 한밤에 마시는 차는 기운을 쉬게 하고 정신을 편안하게 한다."고 적혀 있다.

최근 차에는 어떤 성분이 들어 있는지 또 그 성분이 생체 내에서 일으키는 작용들은 무엇인지가 밝혀지고 있어, 경험적으로 전해져온 여러 가지 차의 효능이 과학적으로 증명되고 있다. 최근의 국제차학회 및 심포지엄 등에서도 차의 영양과 약리작용에 대해 많은 논문이 발표되고 있다. 차의 성분과 효능의 관계에 대한 연구가 많이 이루어지고 있음을 알 수 있다.

차 카테킨의 약리작용

 카테킨류는 건조한 찻잎 중에 약 20~35% 함유되어 있으며, 차의 쓴맛과 떫은맛에 70~75% 정도 기여하는 성분이다. 그래서 많은 과학자들이 카테킨의 기능성에 주목했는데, 그 약리 효과가 매우 커서 최근 가장 활발하게 연구되고 있다.

 일본에서는 녹차에 포함된 카테킨류를 대량으로 정제하여 폴리페논(polyphenon)이라는 제품으로 개발하여, 완전 천연물 기능성 성분으로 많은 곳에 활용하고 있다. 그래서 먼저 카테킨류의 약리작용에 관하여 간단히 언급하고자 한다.

카테킨의 약리작용

- 항종양, 발암 억제 작용
- 항산화작용
- 혈중 콜레스테롤 저하
- 치석 합성 효소 저해 작용
- 신장 질환의 진전 억제
- 항바이러스 작용 및 해독 작용
- 돌연변이 억제 작용
- 라디칼 및 활성산소 제거
- 고혈압과 혈당 강하 작용
- 구취 및 악취 제거
- 알츠하이머형 치매 억제 작용

지금까지 밝혀진 카테킨의 중요한 약리작용 및 보건 효과는 위의 표에서 보는 바와 같다.

항종양 및 발암 억제 작용

일본 시즈오카현립대학 오구니(Oguni) 교수 등은 역학조사를 통해 일본의 차 생산지인 시즈오카현 사람들의 암 사망률이 전국 평균치에 비해 매우 낮다는 사실을 밝혔다. 이를 계기로 녹차의 항암 효과가 주목을 받기 시작했다. 또한 사이타마현 암연구센터 이마이(Imai) 박사팀은 일반 지역 주민을 대상으로 9년 동안 조사한 결과, 녹차를 하루에 10잔 이상 마시는 사람이 하루에 3잔 이하를 마시는 사람보다 암의 이환율이 낮고 수명도 길었다고 발표했다.

차가 종양의 증식을 억제하고 암 발생을 억제한다는 것은 이미 많은 동물실험을 통해 증명이 되었다. 또한 차가 이러한 효능을 갖게 하는 주된 성분은 카테킨이라는 것이 밝혀졌다.

세계보건기구에서는 암의 원인 가운데 35%가 음식물에 의한 것이며, 여기에는 음식물에 들어 있는 N-니트로소(N-nitroso) 화합물이 주된 요인이 된다고 발표하였다. 녹차 추출물은 질산염이 환원되어 아질산염이 되는 것을 방지하는데, 특히 카테킨류 중 에피갈로카테킨갈레이트와 에피카테킨갈레이트의 용액을 이용하면 그

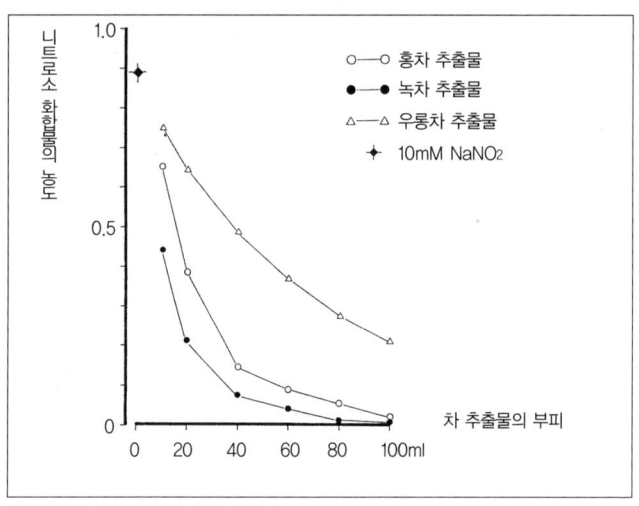

차 추출물이 질산염을 감소시킨다

 작용이 현저하다. 담배의 발암물질을 쥐에게 투여하면 폐암이 발생하는데, 녹차의 카테킨을 마시게 하면 암 발생률은 반으로 줄어든다.

 또한 카테킨을 마시게 함으로써 발암제의 생체 대사 과정에서 생성되는 라디칼의 소변 중 배설량도 감소하는 것으로 밝혀졌다. 이로 미루어볼 때 녹차에 들어 있는 카테킨이 발암을 억제하는 것은 라디칼을 소거하는

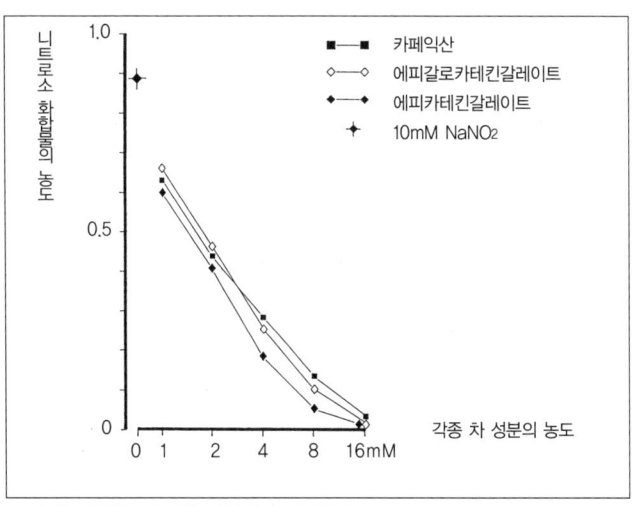

폴리페놀 화합물에 의한 질산염의 감소현상

작용에 의한 것으로 추정되고 있다.

실제로 하라(原)라는 사람은 쥐에 차 카테킨 함유식을 투여하고, 종양 세포인 사르코마 180을 쥐의 몸에 이식하는 실험을 하였다. 그리고 카테킨 함유식을 먹인 쥐가 그렇지 않은 쥐보다 현저하게 종양을 억제하는 효과를 나타내는 것을 밝혀냈다.

🌿 돌연변이 억제 작용

 화학물질에 의해 정상 세포가 암세포로 되는 과정은 다음과 같은 세 단계로 나누어 생각해볼 수 있다.

 제1단계는 변이를 일으키는 물질에 의해 정상 세포의 유전자가 회복이 불가능한 상처를 입어 돌연변이를 일으키는 과정이다. 이 단계는 진행 속도가 빠르며 초기 발암 세포가 주위의 정상 세포보다 증식하는 데 유리하도록 한다. 상처를 받은 세포는 주위의 정상 세포의 작용으로 활동이 제압되어 소위 휴면 상태에 있다고 볼 수 있다.

 제2단계는 발암 촉진 인자(화학물질)에 의해 반복적으로 자극을 받아 암세포화가 직접 진행되는 과정이다. 유전자의 손상이 점차 증가되고 변이된 세포군의 증식이 확대되는 시기이다. 이 과정은 진행 속도가 느려서 수십 년이 걸리는 경우도 있다.

 제3단계는 유전자가 손상되고 변이를 일으킨 세포가

악성의 유전자형을 가진 세포로 진화하는 기간을 말한다. 즉, 양성에서 악성종양으로 바뀌는 과정이다.

녹차 추출물이나 차 카테킨류가 항돌연변이 작용을 가진다는 최초의 연구는 오카야마대학교의 오쿠다(Okuda) 교수가 했다. 그는 차의 카테킨인 에피갈로카테킨갈레이트가 탄 생선이나 탄 육류에 들어 있는 돌연변이 물질인 아민과 벤조피렌의 변이원성을 현저히 낮춘다고 했다. 그 밖에 에피갈로카테킨갈레이트가 고초균(枯草菌)의 자연 돌연변이 빈도를 강하게 억제한다는 연구와 차 카테킨류가 자외선에 의해 손상된 대장균의 유전자를 복원하는 능력을 갖는다는 연구가 있다.

한편, 여러 가지 발임물질노 미생물 및 배양세포나 동물에서 변이를 일으키도록 한 실험에서 녹차, 홍차, 우롱차의 카테킨 추출획분, 차 카테킨류, 테아루비긴갈레이트 등이 돌연변이나 염색체 이상을 억제하는 효과가 있음을 밝힌 연구 결과가 많다.

인도계 미국인인 무카타(Mukhtar) 교수는 차의 카테킨이 실험용 쥐에서 피부암의 발생을 억제하는 것을 알아냈다. 그는 이런 연구를 할 때 우리나라에서 만든 녹차를 사용했다고 한다.

🍃 항산화작용

차 카테킨류의 가장 기본적인 생리작용은 강한 환원성 및 단백질과의 결합성이다. 이런 효과는 카테킨이 분자 구조 중에 페놀성 OH기를 많이 가지고 있기 때문에 나타난다. 그래서 차의 카테킨을 폴리페놀이라고도 한다. 카테킨은 식용유가 산화하는 것을 강력하게 방지한다. 또 우리 몸에 과산화지질이 생성되는 것을 억제한다. 그뿐만 아니라 천연색소의 퇴색을 방지함으로써 식품의 품질을 향상시킨다. 카테킨은 노화를 막는 효과를 가지므로 차를 많이 마시면 젊음을 오래 유지할 수 있다.

식용 기름의 산화를 방지한다

콩기름에 카테킨류를 첨가한 결과 강한 항산화성을 나타내는 것이 밝혀졌다. 카테킨의 이런 작용은 카페인과 상승작용을 하기 때문이라고 한다. 다음 그림을 보면 카테킨이 콩기름이나 채종유 등의 식물성 기름과 어유(魚油)에 대해 강력한 산화 방지 효과를 나타내는 것을 알 수 있다.

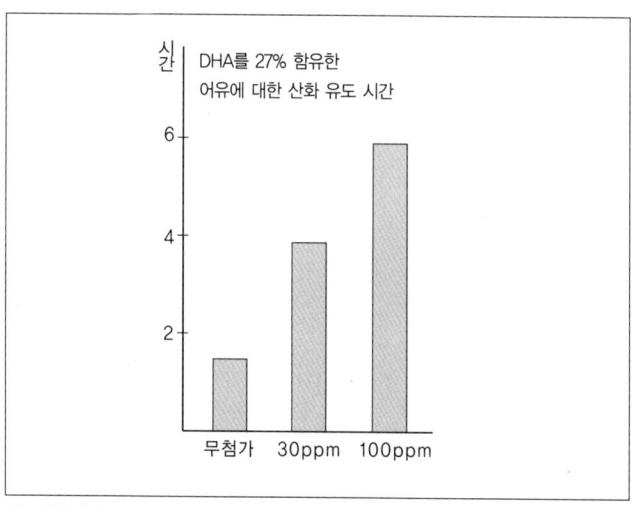

차 카테킨의 산화 방지 효과(식용 기름에 카테킨을 첨가하면 산화가 지연된다)

카테킨류의 항산화성은 가공식품에 사용되고 있는 항산화제인 BHA나 비타민 E보다 강한 것이 증명되고 있다. 녹차로부터 분리한 4종류의 카테킨을 이용하여 쥐에 대한 항산화력 테스트를 한 결과, OH기가 많은 에피갈로카테킨과 에피갈로카테킨갈레이트가 강한 항산화력을 나타내는 것이 밝혀졌다.

체내 지질의 산화를 억제한다

카테킨류의 항산화성 연구를 통해서 에피갈로카테킨갈레이트가 간(肝)의 지질이 산화되는 것을 억제하는 것이 밝혀졌다. 또한 카테킨 성분은 비타민 E, 비타민 C와 구연산 및 주석산 등과 공존할 때 그 상승 효과가 크다고 한다. 그리고 쥐 실험에서 에피갈로카테킨갈레이트 및 카테킨류가 간 지질의 과산화화를 억제하는 효과가 있었다. 간뿐만 아니라 쥐의 다른 장기에서도 에피갈로카테킨갈레이트는 과산화화를 억제하는 효과를 보였다.

천연색소의 퇴색을 방지한다

찻잎에 들어 있는 카테킨은 카로틴이나 파프리카 등과 같은 퇴색이 빠른 천연색소가 퇴색하는 것을 방지하는 효과를 갖는다. 따라서 카테킨을 이용하여 음료나 과자 등의 품질을 향상시키는 효과가 기대된다.

라디칼 및 활성산소 제거

인간은 스트레스를 받으면 아드레날린과 노르아드레날린이 분비되면서 근육이 긴장되고 몸 안에 활성산소가 많이 발생된다. 인체 내부적 요인 혹은 외부적 요인에 의해 생성되는 유리기(free radical) 및 활성산소는 지방 중의 불포화지방산을 산화시켜 과산화지질을 생성한다. 그런데 이 과산화지질이 몸에 축적되거나 혹은 조직을 손상시켜 노화나 성인병, 즉 동맥경화나 암, 뇌졸중, 심근경색, 위궤양, 알레르기 등을 유발시켜 문제가 된다.

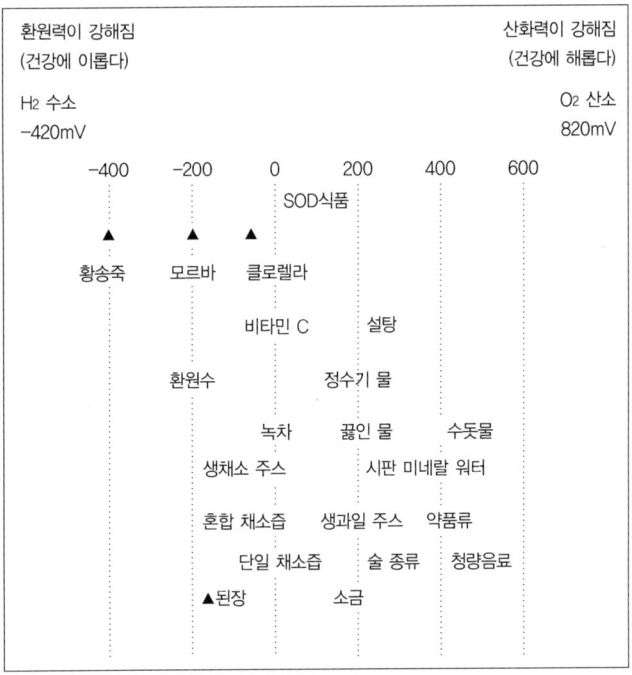

차 카테킨의 산화 방지 효과(식용 기름에 카테킨을 첨가하면 산화가 지연된다)

 음식물은 에너지를 얻기 위해 절대적으로 필요하다. 하지만 균형식을 해야 함은 물론이고 음식물로부터 발생한 산소를 중화시켜 활성산소의 해를 줄이는 지혜를 가져야 한다. 수소는 활성산소를 중화하는 강력한 물질이다. 된장 및 클로렐라 등 마이너스 전위를 갖는 물질이 우리 몸에 이롭다. 녹차에 함유된 카테킨은 활성산소를 소거하는 강력한 작용을 한다.

🍃 혈중 콜레스테롤 저하 효과

핏속에 콜레스테롤이 많으면 동맥경화, 심근경색, 뇌출혈 등의 순환기계 질병이 발생할 위험이 증가한다. 이들 질병을 예방하기 위해서는 혈중 콜레스테롤 수치를 정상으로 유지할 필요가 있다.

나고야여자대학 무라마츠(Muramatsu) 교수는 콜레스데롤 함유식을 3주일 동안 쥐에게 먹여 콜레스테롤의 농도가 올라가는 것을 실험하였다. 이때 차 카테킨이나 에피갈로카테킨갈레이트를 섞어 먹였더니 총콜레스테롤의 농도가 상승하는 것이 현저히 줄어들었다. 특히 몸에 나쁜 영향을 미치는 저밀도 콜레스테롤의 농도 상승이 현저히 억제되었다. 차에 가장 많이 들어 있는 카테킨류인 에피갈로카테킨갈레이트는 음식 중에 들어 있는 콜레스테롤이 장에서 흡수되는 것을 강하게 억제하였다.

이마이(Imai)는 녹차를 하루에 10잔 이상 마시는 사람은 그보다 적게 마시는 사람에 비해 혈중 총콜레스테롤 및 중성지방의 수치가 낮다고 하였다. 또 녹차를 하루에 10잔 이상 마시는 사람의 심장 질환 보유율은 하루에 3잔 이하를 마시는 사람에 비해 약 절반이라는 역학조사 결과를 내놓았다.

이상의 실험이나 역학조사로 나타난 바와 같이 녹차가 콜레스테롤의 증가를 낮추어 동맥경화나 허혈성 심장 질환의 예방에 유효하다는 결론을 얻을 수 있어 매우 흥미롭다.

🌿 고혈압과 혈당 강하 작용

고혈압은 우리나라 사람들이 많이 가지고 있는 질병이다. 그런데 고혈압은 안기오텐신과 같은 물질에 의해 조절된다. 불활성 안기오텐신 I은 안기오텐신 변환 효소에 의해서 혈압의 상승 작용이 강한 안기오텐신 II로 변환된다. 따라서 안기오텐신 변환 효소의 작용을 저해하는 화합물은 혈압이 올라가는 것을 막는 작용을 한다.

하라(原)는 에피카테킨갈레이트, 에피갈로카테킨갈레이트 및 테아플라빈이 안기오텐신 변환 효소의 작용을 현저하게 저해하는 효과를 가지고 있는 것을 밝혔다.

또한 자연적으로 고혈압이 생긴 쥐와 뇌졸중이 발생한 쥐에게 카테킨이 첨가된 사료를 먹이면 쥐의 혈압 상승이 억제되고, 뇌졸중 발생 시간이 지연되며, 수명이 길어지는 것을 밝혀냈다.

예부터 차가 당뇨병 치료에 효과가 있다고 전해졌다. 하라(原)는 당뇨병이 있는 쥐에게 차의 카테킨을 첨가한 사료를 먹였더니 혈당 상승이 억제되는 것을 알았다. 다시 말해 차의 카테킨이 혈당의 상승을 억제하는 것이다.

왜 그럴까? 그는 차의 카테킨이 소화관 내에서의 아밀라아제, 수크라아제, 말타아제 등의 소화효소 작용을 억제시켜 혈당치와 인슐린의 농도가 올라가는 것을 억제시키기 때문이라는 것을 동물실험을 통해 증명하였다.

에피갈로카테킨갈레이트를 주성분으로 하는 차 카테킨의 알루미늄 착체가 혈당강하 작용이 있다는 보고도 있다. 카네타니(金谷)라는 사람은 당뇨병 환자(혈당치 240mg/dl)에게 카테킨 480mg(녹차 4~5잔 상당)을 매일 3개월 동안 투여했더니 혈당치가 정상 수준으로 떨어졌다는 결과를 얻었다.

🌿 항균 작용과 장내 세균 개선 작용 및 해독 작용

옛날부터 차 침출액에서는 곰팡이나 세균류가 자라기 어렵다고 알려져 왔다. 최근 카테킨류가 강한 항균, 항바이러스 활성이 있는 것이 증명되었다. 하라(原)는 식중독 세균인 황색포도상구균, 장염 비브리오균 등에 대해 차 카테킨류와 홍차의 테아플라빈류가 강한 항균 활성을 가진다는 것을 밝혔다. 또한 차 카테킨은 콜레라균과 이질균 등의 병원성 세균에 대해 살균 효과가 있고 해독 작용이 있다는 것을 확인했다.

바이러스에 대해서는 어떨까? 차 카테킨 용액은 매우 묽은 농도에서도 인플루엔자 바이러스 A, B의 증식을 완전히 억제시킨다. 카테킨 중 에피갈로카테킨갈레이트가 에이즈 바이러스의 증식을 억제한다는 기사가 나가자 미국의 슈퍼마켓에서는 한동안 녹차를 찾는 고객들이 줄을 이었다고 한다.

녹차 추출물이 유산 생성균의 생육은 강하게 증대시

키지만 부패균의 번식은 특이적으로 저해(부패 세균인 장내 세균의 움직임을 억제하여 암모니아와 스카톨의 생성을 억제시킨다)한다는 것은 재미있는 현상이다. 즉, 차에 인간이나 동물의 장내 세균총(bacterial flora)을 개선하는 정장(整腸) 작용이 있음을 시사하고 있다. 장내 세균에 대한 차 카테킨의 작용은 식물섬유와 유사한 점이 있다.

차의 해독 작용으로는 모르핀 등의 알카로이드를 침전시키는 성질과 중금속과 결합하여 중금속의 독성을 억제시키는 효과 등이 있다.

🍃 치석 합성 효소 저해 작용

충치를 일으키는 충치균은 글루코실트란스퍼라아제를 분비한다. 이 효소는 설탕에 작용하여 불용성 글루칸을 생성하고 치석의 형성을 유발한다. 차 카테킨류는 충치균에 대해 살균 효과가 있을 뿐만 아니라 글루코실트

란스퍼라아제라는 효소의 활성을 저해함으로써 치석의 형성을 억제한다.

🍃 항알레르기 및 면역계 활성화 작용

최근 화분병과 천식 등 알레르기 환자가 증가하고 있다. 몸안에 들어온 이물질이 조직 중에 존재하는 마스트 세포(mast cell)의 표면에 부착하고 있는 면역 글로불린 IgE 항체와 특이적으로 결합하면 마스트 세포가 활성화된다. 이 활성화된 마스트 세포로부터 알레르기 증상을 유발하는 항히스타민 등이 방출되어 염증이 일어나는 과정을 거친다.

마에다(Maeda)라는 사람은 녹차 추출액과 차 카테킨류에 마스트 세포로부터 히스타민이 유리되는 것을 억제하는 활성이 있음을 보고했다. 특히 에피갈로카테킨 갈레이트가 강한 활성을 나타내었다고 한다. 한편으로

차 카테킨류가 인체의 면역계를 활성화하는 작용이 있다는 연구가 조금씩 진행되고 있다.

🍃 입냄새 및 악취 제거

암모니아 냄새, 트리메틸아민의 비린 냄새, 유화수소 냄새, 메틸메르캅탄 냄새는 4대 악취로 불린다. 차 카테킨은 플라보노이드의 일종으로 냄새를 없애는 강한 효과가 있어 악취 성분을 효과적으로 제거한다.

녹차의 카테킨 성분이 마늘 냄새를 제거하는 효과를 알아본 실험이 있다. 녹차의 카테킨 성분은 마늘 냄새를 대조군의 50% 수준으로 줄여준다. 녹차 카테킨 수용액은 대조군의 14% 수준으로 줄여주어 효과가 더 크다. 입냄새를 제거하는 데는 조카테킨(대조군의 19% 수준으로 줄임)보다 에피갈로카테킨갈레이트(대조군의 14% 수준으로 줄임)가 효과가 크다.

🍃 알츠하이머형 치매 억제 효과

알츠하이머형 치매는 노년기에 접어들면서 발병되는 뇌변성 질환이다. 이 병은 진행성 기억장애와 지능 저하를 가져온다. 발병 과정을 보면 우선 베타아밀로이드 펩티드라고 하는 단백질이 축적되고, 이후 치매 현상이 나타남과 동시에 알츠하이머-신경원섬류 농축제가 뇌에 축적된다고 한다.

가즈오(Kazuo)는 쥐를 이용한 실험에서 녹차로부터 분리된 카테킨이 알츠하이머의 원인 물질로 생각되는 베타아밀로이드의 독성을 억제한다고 하였다.

🍃 신장 질환의 진전 억제

최근에 국제학회에서 일본 도야마대학교의 연구진들은 녹차와 신장 질환과의 관계를 쥐와 투석 환자를 이용한 실험 결과를 통해서 밝혔다. 차의 카테킨은 산화라디칼을 제거함으로써(강한 uremic toxin인 메틸 구아니딘, MG의 축적 방지) 신장병이 진전되는 것을 억제시킨다고 했다. 그리고 50여 명의 투석 환자들에게 6개월간 카테킨을 투여시킨 결과 혈중에서 Cr, Mg 및 마크로 글로불린이 감소되었으며, 투석 환자의 신장 질환이 진전되는 것을 억제한다는 설을 제기하였다.

차 한잔 마시며 쉬어가는 곳 | TEA

이규태 코너의 항암 녹차

차의 효용에 대해 동서고금의 많은 문헌이 여러 측면에서 언급하고 있다. 당나라 때 모문석(毛文錫)의 《다보(茶譜)》는 이렇게 적고 있다.

"차 1냥을 땅에서 솟은 물에 달여 먹으면 숙질(宿疾)이 낫고, 2냥이면 안질이 나으며, 3냥이면 살이 단단해지고, 4냥이면 선골(仙骨)이 된다."

《본초강목》에서는 차를 오래 마시면 몸 안팎에서 기름기를 빼고 창자를 이롭게 하여 설사를 멎게 하며 열을 쫓고 눈을 밝게 하여 잠을 쫓는다고 하였다. 송나라의 소식(蘇軾)은 차가 근심을 녹이고 심신의 응어리를 풀어준다고도 했다.

17세기에 중국에 와서 포교했던 선교사 도로드는 "최고령까지 사는 것이 별반 희귀하지 않은 이들 백성에게 크게 기여하고 있는 것이 바로 녹차다. 이 녹차에 세 가지 주된 효능이 있다. 하나는 두통을 낫게 하는 일이다. 나도 그 효험을 많이 보았다. 또 머리가 무겁거나 화가 나거나 불쾌한 일이 있을 때도 이 차로 효험을 보았다. 이것이 둘째 효능이요, 셋째로는 신장을 맑게 하여

이 지역에 사는 사람에게서 통풍이나 요석을 앓는 사람을 보지 못했다."고 기록을 남겼다. 드로드의 차에 대한 여행 기록은 유럽에 차의 선풍을 일으켰다.

이 동서고금의 차의 효능에 대한 과학적 입증이 진행되어왔다. 한국화학연구소에서는 염색체 실험을 통해 녹차에 항암 성분이 분명히 있음을 확인하였다. 차가 심신의 응어리를 풀어준다는 옛 사람의 체험방이 허구가 아니었음을 입증한 것이다.

카테킨 이외의 성분이 갖는 약리작용

🍃 카페인

카페인은 피로를 회복하고 기분을 전환하며 이뇨를 촉진하는 작용이 있다. 카페인을 지나치게 많이 섭취하면 정서 불안이나 초조감이 생기지만 차의 카페인은 부작용이 거의 없다고 한다. 왜냐하면 차의 카페인은 카테킨류와 결합한 형태로 존재하고, 차 특유의 아미노산인 테아닌이 카페인의 활성을 저해하는 작용을 하기 때문이다. 따라서 차를 마실 때 카페인은 서서히 흡수되기 때문에 생리작용도 완만하게 진행된다.

카테킨 이외 성분들의 약리작용

성 분	약리작용
카페인	각성 작용, 이뇨 작용
비타민 C, B_2, E	항산화작용, 스트레스 감소, 노화 방지
카로틴	항산화작용, 항암 작용
감마-아미노 뷰티릭산	혈압 강하 작용(뇌출혈 예방)
플라보노이드	혈관벽 강화, 항산화작용
플루오르(불소)	충치 예방
다당류	혈당 저하
테아닌	감칠맛 부여 및 카페인 작용 저하

일반적으로 성인이 차를 마셔서 카페인 섭취량이 과잉으로 되는 일은 거의 없다. 하지만 유아, 임산부, 약을 복용 중인 사람, 알코올 중독자 등은 차를 적당량만 마시거나 금하는 것이 좋다. 카페인은 알칼로이드의 일종이며 중추신경을 흥분시키는 약리작용이 있다. 카카오

열매 등에도 카페인이 들어 있지만, 차에 가장 많이 들어 있어서 건조물 중의 25~55%를 차지하고 있다.

비타민

비타민의 작용은 무궁무진하지만 특히 특정의 비타민류가 항산화 기능을 가진다는 것은 주목할 만하다.

비타민 C

녹차에 들어 있는 비타민 C의 함량은 비교적 높다(2.5~57mg/g). 비타민 C는 차가 저장이 잘 되었을 때는 2~3년 동안 파괴되지 않고 유지된다. 특히 녹차의 비타민 C는 단백질과 결합한 상태로 있으므로 잘 파괴되지 않는다. 비타민 C는 강한 환원력을 가지고 있어 산화를 방지하고 색깔이 갈변되는 것을 방지해준다. 또한 체내에 생성되는 유리기를 없애고 암의 발생을 억제한다.

차의 비타민 C는 카테킨과 같이 과산화지질의 생성을 낮추어 동맥경화를 억제하고 노화 현상을 방지한다. 또 세균에 대한 저항력을 높여주고, 스트레스에 대한 내성을 높여준다. 멜라닌 색소의 생성을 억제함으로써 흰 피부를 유지하게 한다.

많이 태운 차나 우롱차에는 비타민 C의 함량이 적다. 홍차는 만들 때 발효 과정에서 환원형 비타민 C의 대부분이 산화형 비타민 C로 되거나 파괴된다.

비타민 B_2

녹차와 분말차는 시금치나 파슬리보다 비타민 B_2(리보플라빈)를 더 많이 함유하고 있다. 비타민 B_2는 지질의 과산화를 억제하는 효과가 있다. 또한 적혈구의 산화적 장해를 막는 효과가 있다. 비타민 B_2가 결핍되면 피로와 우울증과 같은 신경 장애가 생긴다. 소금을 많이 섭취하면 비타민 B_2의 효력을 떨어뜨리므로 짜게 먹는 사람에게 더욱 요구되는 비타민이다.

베타-카로틴

녹차나 우롱차의 베타-카로틴 함량은 매우 높은 편이다(13mg/녹차 100g, 29mg/가루차 100g). 베타-카로틴은 창자에서 흡수되어 간(肝) 등에서 비타민 A로 변환되므로 프로비타민 A라고 한다. 이것은 몸안에서 라디칼을 소거하고 산화를 억제하는 등의 작용을 한다. 또 지질의 산화를 막아 세포의 산화적 장애를 억제한다.

비타민 E(토코페롤)

다른 농작물에 비해 녹차에는 비타민 E도 많이 들어 있다. 시금치에 들어 있는 양의 약 25배에 해당된다. 인체 실험에서 비다민 E는 고밀도 콜레스테롤(몸에 좋은 콜레스테롤이므로 이 수치가 높으면 동맥경화에 걸리지 않는다)을 증가시키고, 저밀도 콜레스테롤(이 수치가 높으면 동맥경화에 걸리므로 나쁜 콜레스테롤이라고 한다)을 감소시키는 작용이 있다. 이처럼 차에 들어 있는 비타민 E는 동맥경화를 예방하는 효과가 있고 카테킨처럼 항산화

작용도 한다.

그 밖에 비타민 E는 유리기를 소거하고 생체막을 보호한다. 또 지질의 과산화 라디칼의 연쇄반응을 중지시키고 아질산으로부터 니트로소아민이 생성되는 것을 정지시킴으로써 발암을 억제한다. 그리고 당뇨병과 백내장을 예방하는 효능이 있다.

특수 아미노산

감마 아미노낙산

찻잎에 산소를 없애고 일정 시간 질소 중에 두는 혐기처리를 하면 찻잎 중의 글루탐산이 감마 아미노낙산으로 축적된다. 이 성분은 동물 및 사람의 혈압을 저하시킨다는 사실이 증명되었는데, 약자인 GABA를 따서 '가바'라는 차가 만들어져 시판되고 있다. 또한 이 성분은 신경과민을 억제하고 경련을 저지하는 약효가 있다.

S-메틸메티오닌

S-메틸메티오닌은 1950년에 양배추에서 추출한 것인데, 항궤양성 인자라고 하여 비타민 U라고도 불린다. 이 성분은 가루차, 옥로 등의 볕가리개차나 햇차에 많이 포함되어 있다.

테아닌

테아닌은 1949년에 일본에서 처음 발견되었으며, 녹차의 감칠맛을 내는 성분으로 햇차에 많이 들어 있다. 테아닌은 카페인의 활성을 저해하여 차에 들어 있는 카페인의 부작용을 줄여준다.

플라보노이드

차의 플라보노이드류는 카테킨류 이외에 카테킨류와 유사한 구조를 가지는 플라보놀(quercetin, kaempherol, myricetin)류와 플라본(apigenine, luteolin)류 등이 있다. 찻잎에 들어 있는 이들의 함량은 카테킨의 10분의 1에 지나지 않는다. 이들은 당과 결합한 배당체로 존재한다.

 차의 플라보노이드류는 기름 등의 산화를 촉진하는 금속을 봉쇄하고, 산화를 진행시키는 주역인 유리기를 소거한다. 또 저밀도 콜레스테롤의 산화를 막고 산화효소의 활성을 저해하는 등의 항산화작용을 하여 각광을 받고 있다. 또 어떤 종류의 플라보노이드는 비타민 C의 활성을 강화시키고, 모세혈관을 증강시키는 비타민 P로서도 작용한다.

 헤르토(Herto)라는 사람은 네덜란드인(65세 이상의 남성)을 대상으로 5년 동안 연구한 결과, 플라보노이드 섭취량이 많은 사람(1인당 19mg)이 적은 사람보다 관상동맥 심질환으로 사망하는 확률이 적다는 것을 밝혔다. 19mg의 플라보노이드는 녹차 2잔이면 공급되는 양이다.

 프랑스에서는 동물성 지방의 섭취량이 많은데도 심근경색 질환자에 의한 사망률이 낮은 것으로 유명하다. 이 현상을 프랑스 역설(French paradox)이라 한다. 프랑스 역설의 이유로는 유럽에서 프랑스 사람들이 포도주를 가장 많이 마시는 데 있다. 적색 포도주에는 녹차와 마찬가지로 플라보노이드가 많이 들어 있기 때문이다.

무기질

무기 성분은 찻잎 중에 5~6% 정도 포함되어 있는데, 그것의 약 2/3가 뜨거운 물에서 추출된다. 무기 성분의 대부분은 칼륨과 인이지만 망간, 아연, 플루오르(불소), 셀렌(Se) 등의 필수 미량원소도 포함된다.

차의 플루오르(불소)는 충치 예방에 유효하며, 아연 또한 녹차를 몇 잔 마시면 1일 아연 섭취량의 1/3 정도를 섭취하게 된다. 지나친 다이어트는 아연의 결핍을 가져오는데, 아연 결핍은 생식기능을 저하시킬 뿐만 아니라 후각의 기능도 나쁘게 하므로 매우 위험하다.

차의 칼륨은 고혈압에 유효하며, 차의 망간은 효소의 활성화에 중요한 역할을 한다. 셀렌은 유해한 과산화지질의 분해에 관여하는 물질을 구성하는 성분이기 때문에 최근 들어 주목받고 있다. 또한 아연, 망간, 구리, 셀렌 등은 항산화 성분이다.

다당류

중국과 일본에서는 민간요법으로서 당뇨병 치료에 녹차를 이용한다고 한다. 실제로 녹차에서 추출한 다당류는 카테킨과 함께 혈당의 상승을 억제한다.

왕(Wang)이라는 학자의 실험에 의하면 쥐에 대한 혈당 실험 결과, 녹차 다당류를 첨가한 사료를 먹인 경우 혈당이 낮게 나타났고 중성지질과 콜레스테롤치도 감소되었다고 한다. 또한 녹차 다당류는 혈중 면역력도 크게 개선한다고 한다. 녹차의 다당류는 고급 녹차보다 하급 녹차에 많기 때문에 값이 싼 하급 녹차에서 다당류를 추출해 이용하는 것이 바람직하다.

기타

사포닌은 차나무 씨앗에 0.3%, 찻잎에 0.1% 정도 포함되어 있다. 사포닌의 생리작용으로는 항균 작용과 용혈 작용 등이 있다.

녹차 성분 중의 비타민 M, 비타민 P, 비타민 U란?

• 비타민 M

녹차 중의 어떤 성분이 원숭이의 빈혈 방지에 유효하다는 것을 발견한 사람이 그 성분을 비타민 M이라 하고 비타민 B10으로 불러주기를 요청했다. 나중에 그 성분은 엽산(葉酸, folic acid)이라고 명명되었다. 비타민 M이 부족하면 적혈구 형성이 감퇴되고 설염과 위장 장애를 일으킨다. 괴혈병 환자와 우유를 먹는 어린이가 비타민 M과 비타민 C가 부족하면 적혈구성 빈혈이 된다고 한다. 진통제나 이뇨제 및 피임약을 상용하면 비타민 M 소비가 많아진다. 차로 마시는 것보다 찻잎 분말을 그대로 이용하면 효과가 크다.

• 비타민 P

플라보노이드 성분 중 사람의 생체반응에 중요한 구실을 하는 종류를 바이오플라보노이드라고 한다. 녹차에 들어 있는 플라보노이드 성분 중 혈액순환을 좋게 하고 모세혈관을 증강시켜 혈관벽의 침투성을 유지하는 성분(루틴)이 있는데, 이 성분은 모세

혈관의 침투성(permeability)을 조절한다는 뜻에서 비타민 P로 명명되었다. 밀감이나 레몬의 껍질 안쪽 흰 부분에도 많아 비타민 P를 시트린이라고도 한다(citrus, 밀감류).

• 비타민 U

S-메틸메티오닌을 말하며, 1950년에 양배추에서 추출한 것인데 항궤양성 인자라고 하여 비타민 U라고도 불린다. 녹차 향기의 전구체로도 작용하며, 옥로차 · 가루차 등의 볕가리개차나 햇차에 많이 포함되어 있다. 그러나 많이 태운 차나 홍차 및 우롱차에는 거의 들어 있지 않다.

환경호르몬과 차

🍃 환경호르몬의 작용 억제

환경호르몬은 내분비 교란 물질이라고도 한다. 체내에 들어가서 마치 호르몬처럼 내분비계를 교란시키고, 이상을 일으킨 내분비계가 생식기와 면역계 및 신경계에 작용하여 건강에 악영향을 미치는 환경오염 물질을 환경호르몬이라고 부른다.

일상생활에서 우리가 접하고 있는 화학물질은 수만 종류에 이르고, 이 중 환경호르몬 작용이 밝혀진 것만도 70여 종이나 된다고 한다. 문명이 발달할수록 우리 주변은 잔류 농약이나 합성수지, 포장, 식품용기 등의 생활용품에서 나오는 화학물질로 오염된다.

지금 세계적으로 환경호르몬에 대한 연구가 활발하게 진행되고 있다. 연구가 진척되면 될수록 내분비 교란 물질인 환경호르몬의 종류도 늘어날 것이므로 그 대책이 시급하다. 우리의 힘으로 어쩔 수 없는 부분도 많겠지만 환경론자들은 우리가 피해갈 수 있는 길은 피해가자고 말한다.

식품으로 섭취할 수 있는 식물섬유와 엽록소가 환경호르몬들을 몸 밖으로 배설시키는 데 매우 효과적이라고 한다. 최근의 연구로 키미에 사이(Kimie Sai)는 실험용 쥐에 방부제(나무 보존제)나 세초제에 들어 있는 펜타클로로페놀(PCP)을 사용하여 이 물질이 간암 발생 및 이와 관련된 생리학적 변화에 미치는 영향을 조사하였다. 펜타클로로페놀은 환경호르몬의 일종이다.

실험 결과 펜타클로로페놀을 투여한 쥐의 50%에서 종양이 발생하였다. 반면 녹차를 함께 먹인 쥐에서는

20%만 종양이 발생하였다. 펜타클로로페놀에 의한 간 조직의 손상도 녹차를 같이 먹임으로써 감소하였다. 또한 녹차는 펜타클로로페놀에 의해 유도되는 유전자 손상을 보호하고, 비정상적인 세포 증식을 억제하였다. 결과적으로 녹차는 환경호르몬의 바람직하지 않은 작용을 억제하는 데 효과가 있었다

다이옥신의 피해 방어

다이옥신에 대한 매스컴의 보도는 어른뿐만 아니라 어린이에게까지 그 영향을 미쳐 특정한 식품에 대한 기피 현상을 가져다주었다. 다이옥신은 공장의 매연이나 폐기물의 소각 및 염소를 함유한 물질을 태울 때 주로 발생하여 공기 중에 방출되며, 토양이나 하천을 오염시키고 물이나 식물 및 동물에 의해 우리의 체내로 들어온다. 이렇게 몸안에 들어온 다이옥신은 지방 친화적 물

질이기 때문에 3분의 1 가량이 체지방으로 축적되고, 나머지는 간(肝)에 축적되며 혈액이나 뇌에도 소량 축적된다고 한다.

유기염소(Cl)가 결합된 화합물인 다이옥신은 그 종류도 매우 많다. 이들 중에서 가장 독성이 강한 것은 2,3,7,8-TCDD(4염화 다이옥신)이다.

다이옥신이 몸안에 축적되어 나타낼 수 있는 부작용은 후세대에 기형 형성, 호르몬과 관련된 암과 자궁내막염 유발, 정자 수를 감소시키는 생식 독성 등이다.

최근 강경선과 이영순(서울대학교, 1999)이 발표한 〈다이옥신에 노출된 성숙 랫드의 생식 장기와 정자 운동능력 및 정자 수에 미치는 녹차의 효과〉라는 연구논문을 살펴보자.

우선 다이옥신(2,3,7,8-TCDD)을 투여함으로써 부고환 및 전립선의 무게가 증가되는 현상을 보였는데, 녹차를 음용한 래트(실험용 쥐)에서는 장기 무게가 그다지 늘지 않았다. 반대로 다이옥신에 의한 정낭선의 감소는 녹차 투여에 의해 유의하게 증가하여 대조군과 비슷한 수준으로 회복되었다. 한편 정자의 운동능력은 별다른 변화가 관찰되지 않았으나, 녹차를 투여함으로서 다이옥신에 의해 정자 수가 감소되는 것을 막거나 오히려 정자 수를 증가시키는 것으로 나타났다.

  이러한 연구는 녹차를 음용함으로써 다이옥신의 나쁜 영향을 방어할 수 있음을 알려주고 있다. 녹차는 어떻게 그러한 효과를 보이는 것일까? 그 확실한 이유를 밝히는 것이 앞으로의 연구 과제이다.

차의 테아닌과 정신 건강

차에 들어 있는 아미노산의 생리적인 효능에 관해서는 많이 알려져 있지 않다. 차에 포함된 독특한 아미노산인 테아닌의 생리작용을 최근 국제학회에서 발표된 연구결과를 토대로 설명하면 다음과 같다.

뇌 내 신경전달물질의 변화

쥐에게 테아닌을 투여하면 장관(腸管)으로 흡수되어 혈액이나 간장(肝腸) 등에 들어가고 뇌에도 직접 흡수된다. 뇌에는 수십 종의 신경전달물질이 있는데 신경전달물질은 식욕, 수면, 주의력, 기억, 학습, 정서, 감수성 등 여러 가지 행동들을 조절한다.

실험용 쥐에게 테아닌을 투여하면 뇌 내의 세로토닌(serotonin)이나 카테콜아민(catecholamine) 등의 신경전달물질을 변동시킨다. 또한 도파민(dopamine)의 방출을 촉진하는 효과도 있다. 도파민은 중추신경에서 신경전달물질의 기능을 하며 과다할 경우는 좋지 않지만 인간에게 의욕을 불러일으키는 호르몬 역할을 한다.

긴장완화 효과

긴장완화를 재는 지표로는 혈압이나 심박수 등이 있지만 뇌전도(뇌파)를 측정하는 방법도 있다. 뇌파는 빈도와 진폭이 다른 α파, β파, δ파 등으로 구성된다. 아직 불명확한 점이 많지만 일반적으로 α파는 안정하고 있을 때 나타나고 β파는 흥분 상태에서 나타난다고 한다. α파가 많이 방출된다는 것은 마음이 편안하다는 것을 의미한다. 꽃을 좋아하는 사람에게 꽃을 보이고 그것을 생각하게 한 후 뇌파검사를 하면 α파가 많이 방출된다고 한다.

테아닌 용액을 사람에게 섭취시켜 뇌파를 측정한 결과 테아닌 섭취군은 테아닌 용액 대신 물을 사용한 대조군에 비해 섭취 1시간 후 α파가 2배 증가하였다. α파가 나타나는 빈도도 1시간당 대조군이 150회인 데 비해 테아닌군은 250회로 측정되었다. α파가 출현한 시간도 대조군은 1시간당 9분인 데 비해 테아닌군은 14분으로 길었다.

기억과 학습 행동 강화 효과

실험용 쥐에게 먹이를 이용해서 한 학습 실험이나 전기 자극이 있는 위험한 암실을 피해 안전한 곳에 머무르는 시간을 측정하는 실험 등에 의하면 테아닌 투여군이 기억력이 좋았다.

🍃 월경증후군 개선 효과

실험용 동물이 아닌 여성들에게 테아닌을 경구투여하여 실험한 결과, 월경증후군(PMS, premenstrual syndrome) 및 우울증과 같은 정신적 징후와 두통과 복부 통증과 같은 신체적 징후를 상당히 개선시키는 효과가 있음을 알아냈다.

그외의 테아닌의 효능으로 허혈성 신경 손상 예방, 혈압 강하 작용, 비만 억제 작용, 항종양제(抗腫瘍劑)인 아드리아마이신의 효과 상승 작용, 신맛의 상쇄 효과 등이 있다.

5부

차 추출물의 효능과 이용

차 추출물의 이용

 차 추출물에는 이미 소개한 여러 가지 효능을 가진 성분들이 풍부하게 들어 있어서, 차 추출물 자체를 여러 연구에 이용하기도 하고 필요에 따라서는 거기에서 특정한 성분만 분리하여 이용하기도 하는 연구가 최근 활발하게 진행되고 있다. 그 결과 차 추출물은 식품뿐만 아니라 건강과 관계 깊은 기능성 식품과 의약품 및 생활용품에 이르기까지 폭넓게 자리 잡아가고 있다.

🍃 기능성 식품 및 의약품

일본에서는 차에 들어 있는 폴리페놀 성분만 추출하여 폴리페논(polyphenon)이라는 이름으로 기능성 성분을 만들어 다양하게 이용하고 있다. 또한 차 카테킨을 함유한 녹차 추출물과 비타민 E를 함유한 밀배아유를 섞어서 캡슐로 하여 만든 새로운 건강식품이 선보이고 있다. 이처럼 차의 성분 중 카테킨은 건강식품 및 다른

카테킨 이외 성분들의 약리작용

이 용	용 도
말린 생선	산화 방지, 선도 유지
어유, 유지	산화 방지
청량음료	항균, 향기 보유
과자, 사탕	항균, 항바이러스
카테킨 달걀	지질 감소
축육 제품(햄 등)	냄새 제거, 선도 유지

용도로 다양하게 사용될 수 있다.

중국에는 차의 폴리페놀 성분을 이용한 건강 관련 제품들이 많으며, 차를 이용해 의약품을 만드는 공장도 17개소가 있다고 한다. 차 추출물을 이용한 제품은 주로 혈액순환을 개선시키는 데 이용되며, 녹차의 카테킨이 앞에서 말한 바와 같이 여러 효능이 있으므로 세균 성장 억제, 알코올 해독, 스테로이드성 피부 질환 치료, 당뇨병, 비만 등의 치료에 이용되는 특허가 많다고 한다

생활용품

차의 폴리페놀은 항산화작용, 악취 제거, 살균작용 등의 효능이 있으므로 이러한 특징을 이용한 화장품, 구강청결제, 세제 등이 국내외에서 시판되고 있다. 일본에서는 차의 성분이 공기를 청정하게 하고 항균 역할을 한다고 해서, 녹차 색소를 이용한 물수건까지 등장하고 있다.

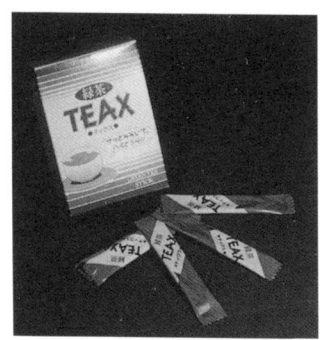
일본에서 이용되는 인스턴트 녹차

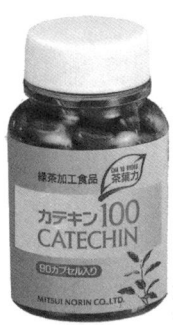
차의 카테킨을 정제하여 만든 캡슐 제품(Mitsui Norin, 일본)

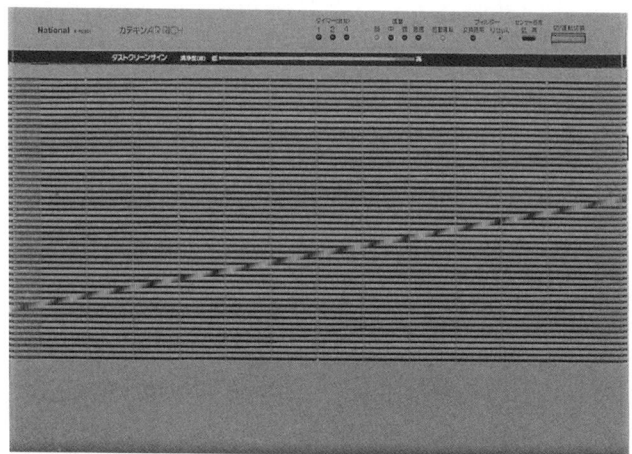
인플루엔자 감염과 꽃가루 등을 방지한다고 선전하는 공기청정기로 카테킨 필터를 내장하고 있다(National, 일본).

녹차 추출물의 효능

앞 장에서 녹차에 들어 있는 여러 가지 성분과 효능에 대해 알아보았다. 여기서는 녹차 추출액의 효능들에 대해 필자가 연구한 것을 중심으로 자세히 설명해보기로 하겠다.

스트레스성 십이지장궤양에 미치는 영향

환경 요인이 크게 변화하면서 전형적인 스트레스 질환인 십이지장궤양의 발생이 증가되고 있다. 또한 발생하는 연령도 점점 낮아지고 있다. 사람은 물리적, 화학적, 생화학적으로 다양한 스트레스에 시달리고 있다. 또한 정신적인 스트레스가 더욱 심해져가고 있다. 사회구조가 고차원적으로 변화되고 복잡화되면서 중추신경계가 고도로 발달한 우리 인간에게는 앞으로 스트레스 때문에 발병되는 십이지장궤양의 발생이 더욱 늘어날 가능성이 많다.

십이지장 궤양은 위액에 의한 십이지장 점막의 소화작용과 위액에 대응하는 십이지장 점막의 방어 인자의 평형이 깨졌을 때 발병하는 것으로 생각되고 있다. 십이지장궤양을 치료하는 약들이 광범위하게 사용되고 있으나 그 치료제가 중추신경계에 부작용을 나타낸다는 것이 보고되고 있다.

그러나 필자의 연구팀은 부작용의 우려가 거의 없는 녹차가 십이지장궤양의 발병을 억제하거나 예방하는 효과를 알아보았다. 실험은 우리가 일상생활에서 녹차를 이용하는 방법으로 녹차 추출액을 만들어 흰쥐에게

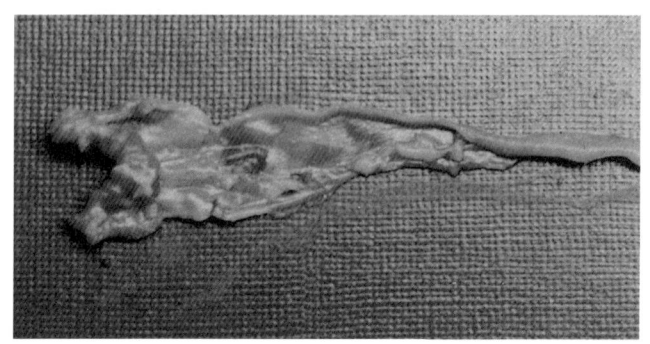
궤양 유발제 투여 24시간 후 천공성 십이지장궤양이 형성된 모양

먹였을 때 십이지장 점막의 방어 인자의 활성이 어떻게 변화하는지를 확인하는 것이었다.

　실험 방법은 흰쥐에게 사료와 수돗물을 먹여 1주일 동안 예비 사육한 뒤, 사료와 녹차 추출액을 자유 섭식시켜 63일 동안 사육하였다. 대조군은 같은 기간에 녹차 추출액 대신 수돗물을 자유 섭식시켰다. 이렇게 다른 방법으로 사육한 흰쥐 모두에게 궤양 유발제를 투여한 다음 일정 시간이 지난 후에 복부를 열어 위와 십이지장에 형성된 궤양을 관찰하였다.

관찰한 결과, 수돗물을 먹인 대조군에서는 7마리 중 6마리에서 적갈색으로 변한 십이지장궤양이 관찰되었고, 그 중 3마리에서는 직경 2~3mm의 천공성 궤양이 관찰되었다. 한편 녹차 추출액을 투여한 흰쥐에서는 7마리 중 3마리에서만 십이지장궤양이 관찰되고 그 상태도 미약하였다. 결과적으로 수돗물을 먹인 쥐에 비해 녹차 추출액을 먹인 쥐에서 약 50%의 궤양 억제 효과가 나타났다.

이러한 효과는 녹차 추출액이 십이지장 점막 방어 인

녹차 추출액을 투여시킨 쥐의 십이지장궤양 억제 효과

처리	쥐의 수	궤양 억제%(궤양에 걸린 쥐의 수)
수돗물	6	0.0(0)
시스테아민(궤양 유발제)	7	5.7(6)
녹차	6	0.0(0)
시스테아민(궤양 유발제)	7	42.9(3)

자의 활성을 유지시킴으로써 나타난다. 즉, 녹차 추출액을 먹이지 않은 경우 궤양 유발제를 투여했을 때 십이지장 점막 억제 효소인 ALP 활성이 현저하게 저하되었다.

그러나 녹차 추출액을 섭식시킨 쥐들에서는 ALP 활성이 유지되어 궤양 유발제에 대한 감수성을 완화시켰다. 그리고 ALP 분자의 종에서도 수돗물을 섭식시킨 쥐들과 상이한 양상을 나타내었다. 결국 녹차 추출액이 항궤양적 생리 활성을 발휘하고 있는 사실이 밝혀진 것이다.

🍃 녹차의 휘발성 향기 화합물의 항돌연변이 효과

누구나 좋은 향기를 맡으면 기분이 상쾌해지고 나쁜 냄새를 맡으면 불쾌해진다. 향기는 인간의 심리적인 면과 생리적 측면에 큰 영향을 미친다. 나아가 어떤 정유(精油) 물질은 치료 효과를 나타내기도 한다. 정유는 향기 화합물을 모은 액을 말한다. 현재 여러 가지 향료들이 의학용으로 사용되고 있으며, 이들이 살균 및 항균성을 가진다는 연구 보고가 있다.

프랑스의 병리학자 가테포세(Gathefosse)는 정유 물질과 그 성분을 여러 가지 치료에 이용하여 효과를 인정받았다. 최근 방향(芳香)에 의한 치료법, 즉 '아로마테라피(aromatherapy, 방향요법)'라는 용어가 널리 사용되고 있다. 여기서 aroma는 향기를 뜻하고 therapy는 치료를 의미한다.

녹차 향기의 기능성 연구로는 살균 효과에 대한 보고가 있다. 최근에 향기가 갖는 진정 및 각성 효과를 전기 생리학적으로 평가하는 방법으로서 녹차의 향기를 실험하여, 소나무 숲의 향기가 진정 작용을 나타내는 반면 녹차는 기분을 고조시키는 역할을 한다는 결과가 나왔다.

녹차의 불휘발성 성분의 기능성에 관한 연구는 많으나 녹차 향기의 기능성에 관한 연구는 거의 없는 실정이다. 그래서 필자의 연구팀은 향기 화합물의 또 다른 기능성을 찾기 위해 국산 녹차로부터 동정된 주요 향기 화합물이 갖는 항돌연변이 효과를 알아보는 실험을 하였다. 우선 지리산 녹차에서 향기 화합물을 동정했고, 동정된 화합물 중 중요한 향기 화합물의 표품을 구입하여 항돌연변이 효과를 시험했다.

지리산 녹차에는 장미꽃 향기를 내는 제라니올, 벤질 알코올, 2-페닐 에탄올의 함량이 높았다. 트랜스-3-헥세올, 리나롤, 제라니올과 네롤리돌은 돌연변이 물질의 검출에 이용되는 살모넬라(Salmonella TA100)에 대해 간접 돌연변이 원인 AFB1과 MNNG의 돌연변이 활성을 억제하는 효과가 강하였다. 특히 제라니올은 AFB1과 MNNG에 대해 각기 85%와 95%의 돌연변이 억제 효과를 보였고, 네롤리돌은 각기 96%와 82%의 돌연변이 억제 효과를 나타냈다. 또한 리나롤은 각기 72%와 92%의 돌연변이 감소 효과가 있었다.

한국의 재래종 녹차인 지리산 녹차에는 제라니올이 많이 포함되어 있는데, 제라니올은 유방암에 대해 항암 효과가 있다는 보고가 있다. 그런가 하면 개량종(야부키타)으로 만든 T사의 녹차에는 네롤리돌이 많이 포함되어 있다. 네롤리돌은 식물성 에센셜 오일(essential oil)에도 일반적으로 많이 들어 있는 성분이다. 그 밖에도 인돌과 벤질시아나이드 및 시스-재스몬도 강한 항돌연변이 효과를 가졌다.

푸르푸릴 알코올, 시스-3-헥세올, 리나롤 옥사이드 등은 AFB_1보다 MNNG에서 더 강한 억제 효과를 보였다. 2,5-디메틸 피라진, 벤질 알코올, 2-페닐 에탄올, 베타-이오논 등은 약하거나 보통의 항돌연변이 억제 효과를 보였다.

결론적으로 제라니올, 네롤리돌, 리나롤 등의 향기 화합물은 강한 항돌연변이 효과를 가지고 있다. 이들 성분은 다른 식물이나 향신료, 기호음료에도 함유되어 있다. 따라서 비록 적은 양이라도 녹차를 매일 음료수처럼 마시면 불휘발성 물질인 카테킨의 작용을 도와 항돌연변이 효과를 기대할 수 있을 것이라 생각된다.

🍃 전자파 방어 효과

현대인은 일상생활에서 전자파를 발생하는 기기에 항상 노출되어 있다. 전자파의 부작용에 관한 논란도 계속되고 있다. 항상 전자파에 노출되는 사람은 기억력 감퇴나 두통 등의 증상을 호소하며, 심하면 뇌에 질병이나 기타 증상이 나타날 우려도 있다고 한다. 전자파는 우리 몸안에서 활성산소의 생성을 유발시킨다.

전자파에 의한 생체의 유해성 여부를 확인하고 녹차가 전자파의 유해성을 완화시킬 수 있는지를 생체방어 기전을 통해 관찰한 연구가 있다.

이순재 교수 등은 흰쥐를 사용하여 마이크로웨이브를 조사(照射)하지 않은 정상군과 증류수를 공급하고 전자파를 조사하는 마이크로웨이브군, 그리고 녹차를 공급하면서 마이크로웨이브를 조사하는 녹차군으로 나누어 사육시키고, 16일 동안 약물 해독 대사계, 항산화 방어계, 조직의 과산화적 손상 및 유전자 발현 변화 양상을 관찰하였다.

그 결과, 녹차군은 전자파를 비추었음에도 불구하고 정상군과 차이가 없었고, 항산화계도 정상군과 비슷한 수준을 나타내었다. 또 간 조직의 지질 과산화물의 함량은 녹차군이 증류수군에 비해 빠르게 정상 수준으로 회복되었다. 한편 SOD 유전자 발현은 녹차군이 증류수군보다 빨라, 녹차가 활성산소로부터 세포를 보호할 수 있는 가능성을 나타내었다.

체지방 축적 억제 및 다이어트 효과

녹차는 열량을 내는 성분이 거의 없는 저칼로리 음료이다. 녹차 추출물이 체지방의 흡수와 축적을 억제하는 것은 동물실험에서 확인하였다.

실제로 63일 동안 사료와 수돗물을 자유 섭식시킨 쥐들과 녹차 추출액을 자유 섭식시킨 쥐들을 통해서 체중 변화를 관찰하였다. 다음 그림에 나타낸 것과 같이 실험을 시작한 후 30일을 경계로 녹차를 먹인 쥐들의 체중은 그렇지 않은 쥐들에 비해 감소하였고, 실험 마지막 날에는 17%의 체중 감소 효과가 있었다.

어떤 한국인 여행자가 미국의 유명한 게 요리점에서

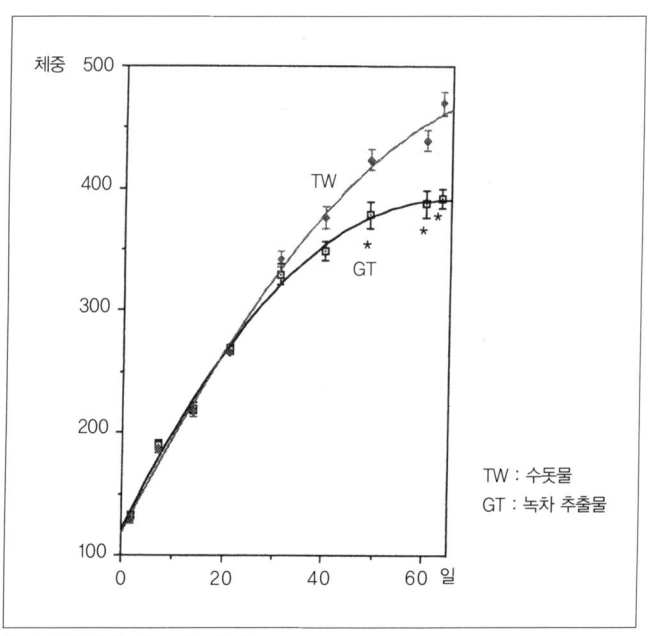

녹차 추출액의 체중 감소 효과

겪었던 일화를 소개한다. 그 여행자는 그릇에 찻물 같은 것이 나오길래 그냥 마셔버렸다고 한다. 알고 보니 그 물은 게 요리를 먹느라 손에 묻은 지방 성분을 씻어내는 물이라고 하더라는 것이다.

　중국에서는 차 찌꺼기를 모아 지방분이 묻은 식기를 닦는 데 쓰기도 한다.

사례별로 본 녹차의 효능

🌿 임신기

임신기에는 식습관이 바뀌고 빈혈이나 임신중독의 우려가 있다. "차에는 카페인이 들어 있으므로 임산부는 차를 마시는 것을 자제해야 하지 않는가?" 하는 질문을 많이 받는다. 그러나 실험 결과 임산부가 기호음료로서 하루에 커피 한두 잔 정도 마시는 것은 참는 것보다는 해롭지 않다는 연구 보고도 있다. 하물며 그 작용이 완만하게 진행되는 차 종류는 적당량 마셔도 좋다.

녹차는 임신 초기에 발생하는 입덧을 가라앉혀준다.

임신 중 여성 호르몬인 에스트로겐이 엽산을 소모시키는 것도 입덧의 한 원인이 되는데, 녹차가 그 엽산 성분을 보충해준다. 엽산은 끓는 물에 약간 녹아 나오지만 차의 분말을 그대로 이용하는 것이 효과적이다. 엽산은 비타민 B6와 함께 경구 피임약을 장기 복용하는 사람에게서 나타나는 여러 가지 부작용을 억제시키고, 생리 중의 여성에게 생리통을 줄여준다.

또 녹차는 무기질이 풍부하기 때문에 임신을 원하는 사람의 체질을 알칼리성으로 개선하는 데에도 도움을 준다.

임신했을 때 병원에서 빈혈 치료제인 철분제를 주면서 찻물로 마시지 말라고 주의를 들은 경험이 있을 것이다. 차에 들어 있는 폴리페놀 성분이 철분과 결합하여 철분의 흡수를 저해한다는 이유에서다. 이 논리에 대한 과학적인 근거를 찾기 위해 쥐를 이용하여 녹차 및 홍차에 대해 한 실험이 있다. 실험 결과 홍차는 철 흡수에 약간 영향을 미쳤고, 녹차는 거의 영향을 미치지 않았다고 한다. 그래도 빈혈 치료제를 복용할 때는 그냥 끓인 물을 사용하는 것이 무난할 것 같다.

🍃 영유아기와 학령기

 한 살 미만 영아기의 경우 사용 기한이 지난 녹차나 저급 녹차를 아기 목욕물에 사용하면 태열이나 알레르기를 진정시키는 데에 효력이 있다고 한다. 영아기를 제외하고 초등학교 이전까지의 어린 시절을 유아기라고 하고 고등학교 시절까지를 학령기로 구분한다. 녹차에 들어 있는 플루오르(불소)와 카테킨의 효력 때문에 어린이의 충치 예방에 녹차가 도움이 된다. 일본의 한 초등학교에서는 점심식사가 끝나고 양치질을 한 후 가정에서 가져온 녹찻물로 입을 헹궈내 충치와 감기를 예방하게 한다. 녹차와 홍차에는 감기를 일으키는 인플루엔자에 대한 항균 효과가 있다.

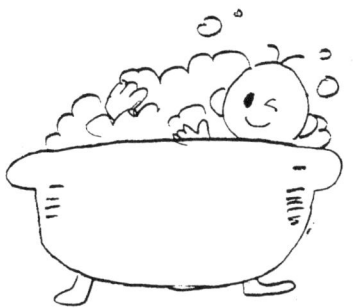

녹차를 목욕물에 넣으면 신생아 태열을 진정시키는 데 도움이 된다.

 녹차는 카테킨의 항균작용 때문에 갑작스런 배탈을 완화시킨다. 어린이들은 청량음료를 즐겨 마시는데, 청량음료에는 칼슘과 작용하여 난용성 염을 만드는 인산염이 있어 뼈를 약하게 한다. 또한 칼슘은 정서를 안정시키는 역할도 있는데, 청량음료를 많이 마시면 칼슘이 부족해져서 심리적으로 불안하고 신경질적으로 만든다. 그러나 녹차는 건강에 좋은 미네랄을 보충시켜준다. 학령기에 특히 바람직한 것은 녹차의 카페인이 완만하게 효력을 발휘해서 공부하는 데 집중력을 높여준다는 점이다.

🌿 젊은 여성

이 세상 모든 젊은 여성이 가장 관심을 갖는 것은 깨끗하고 맑은 피부와 날씬한 몸매가 아니겠는가? 우선 녹차와 피부와의 관계를 보자.

녹차의 카테킨과 플라보노이드가 햇빛에 노출되어 생기는 유리기로 인한 손상에 대해 항산화 및 피부 보호제로서의 역할을 하는 것이 동물실험을 통해 증명되었다. 또 녹차의 비타민 C가 멜라닌 색소의 생성을 억제하여 미백 효과가 있다는 것은 잘 알려진 사실이다. 시판되는 화장품에도 이미 녹차의 수용성 추출물이 이용되고 있고 녹차 비누도 있다. 그리고 녹차는 당(糖)과 칼로리가 없을 뿐만 아니라 지방 축적을 억제하는 효능이 있기 때문에 다이어트 효과도 있다.

중년 주부

 녹차는 혈중 콜레스테롤을 낮추고 노화를 방지한다. 녹차 카테킨이나 에피갈로카테킨갈레이트를 첨가한 콜레스테롤 함유식을 쥐에게 먹이면 혈장 총콜레스테롤, 특히 몸에 나쁜 영향을 미치는 저밀도 콜레스테롤의 농도가 올라가는 것이 크게 억제된다고 하였다. 특히 차에 가장 많이 있는 카테킨류인 에피갈로카테킨갈레이트는 콜레스테롤이 장에서 흡수되는 것을 강하게 억제하였다.

 내외부적 요인에 의해 우리 몸안에 생성되는 유리기 빛 활성산소는 지방 중의 불포화지방산을 산화시켜 과산화지질을 생성한다. 이 과산화지질은 조직에 축적시키거나 조직을 손상시켜 노화를 촉진시키는데, 녹차의 카테킨은 활성산소를 소거하는 강력한 작용을 하므로 노화를 예방한다.

중년 남성

녹차는 각종 성인병을 예방하고, 숙취를 해소하며, 담배의 독을 풀어주고, 스트레스를 완화시킨다. 성인병의 요인에는 여러 가지가 있겠지만 그 중에서 몸안에 생성되는 유리기 및 활성산소가 끼치는 영향은 아주 크다. 그것들이 생성시킨 과산화지질이 노화나 동맥경화, 암, 뇌졸중, 심근경색, 위궤양 등을 유발시킨다.

음식물은 에너지를 얻기 위해 절대적으로 필요하지만 균형 있게 먹어야 하며, 발생한 활성산소를 중화시켜 그 해로움을 줄이는 지혜가 필요하다. 수소는 활성산소를 중화하는 강력한 물질이다. 그리고 녹차의 카테킨은 분자구조상 수소를 많이 가지고 있기 때문에 활성산소를 소거하는 강력한 작용이 있다. 따라서 녹차는 노화를 막고 각종 성인병을 예방하는 효과가 있다.

지나친 음주의 역효과는 술이 쉽게 깨지 않고 머리가 아픈 것이다. 차에 들어 있는 카페인과 비타민 C 및 아미노산 등은 알코올 분해 효소의 작용을 상승시켜 알코올 분해를 촉진한다고 한다. 알코올이 몸에서 분해되면서 생기는 물질 중에 아세트알데히드가 머리를 아프게 한다. 재미있는 사실은 차의 카테킨이 아세트알데히드와 결합하여 그 작용을 못하게 한다는 것이다. 숙취 해소에 감이 좋은 것과 같은 원리이다.

한편, 담배를 피우는 사람은 비타민 C가 하루 요구량의 40% 이상이나 더 필요하다고 한다. 그런 사람은 녹차를 마심으로써 비타민 C를 보충할 수 있다. 실제로 역학조사나 여러 가지 실험에서 녹차를 마시면 담배에 의한 폐암 발생이나 돌연변이 현상을 감소시킬 수 있다는 것이 증명되었다.

🌿 노년기

녹차는 치매를 예방하고 노인 특유의 입냄새를 없애준다. 알츠하이머형 치매는 노년기에 접어들면서 발병되는 진행성 기억 장애와 지능 저하를 가져다주는 뇌변성 질환이다. 가즈오(Kazuo)는 쥐를 이용한 실험에서 녹차의 카테킨이 알츠하이머의 원인 물질로 생각되는 베타 아밀로이드의 독성을 억제한다고 하였다.

녹차의 몇몇 성분 중 특히 카테킨이나 플라보노이드 성분이 입냄새나 마늘 냄새를 제거한다. 그러나 특정한 어떤 한 가지의 성분보다는 이들 성분이 종합된 것이 효과가 높으므로 녹차 추출물을 이용하는 것이 효과적이라고 한다.

고혈압 방지 녹차 제품과
수험생을 위한 녹차 제품

• 고혈압 방지 녹차 제품

찻잎을 혐기처리(산소를 없애고 일정 시간 동안 질소 중에 두는 것)하면 찻잎 중의 감칠맛 성분인 글루탐산이 감마 아미노낙산으로 축적된다. 이 성분은 동물 및 사람의 혈압을 떨어뜨린다는 것이 증명되었는데, 약자인 가바(GABA)를 딴 가바차가 만들어져 시판되고 있다.

임상실험에서 본태성 고혈압 환자에게 3g짜리 티백을 매일 세 번 복용시키니 석 달 후에는 평균 혈압으로 떨어졌다. 그러나 이 차의 단점은 차를 마실 때는 혈압이 떨어지나 마시지 않으면 혈압이 다시 원래대로 돌아가는 것이다.

• 수험생을 위한 녹차 제품

차의 카페인은 중추신경에 작용하여 정신 운동신경을 흥분시키므로 몸은 가뿐하게 하고 피로를 가시게 하고 내구력을 증대시킨다. 쥐를 훈련시켜 미로를 찾아가는 실험에서 녹차를 마시게 한 쥐가 목적지에 월등하게 빨리 찾아가는 결과를 두고 연구자는 학습에서 얻어지는 기억력, 판단력, 사고력을 향상시키는 능력을 차의 카페인에서 찾았다.

또 앞서 설명한 감마 아미노낙산 성분은 신경과민이나 경련을 저지하는 약효가 있어, T사에서는 이 성분에 레몬 향을 첨가한 티백차를 수험대책 녹차라는 신제품으로 출고하였다.

6부

차 마시기와
다양하게 즐기는 방법

녹차 마시는 방법

 차 하면 다도(茶道)가 떠오르고, 다도란 어쩐지 절차가 번거로운 것 같아 차 생활에 선뜻 들어선다는 것이 어렵다는 느낌이 든다. 우선 차를 쉽게 접하는 방법을 택해서 생활화해보자.

녹차

물 끓이는 법

옛날부터 좋은 물을 사용해야 차의 맛이 좋다고 했다.

그러나 보통의 가정에서는 수돗물이나 생수(지하수)를 사용하는 경우가 많다. 수돗물의 경우 지나치게 끓여 탄산가스가 빠져나간 것은 좋지 않다. 수돗물을 받아서 하룻밤 지난 후 센 불로 끓이는데, 이때 주전자 뚜껑을 잠시 열어 소독제인 염소 등을 제거하는 것이 좋다. 지하수인 경우 철분 등 무기질이 너무 많으면 찻물로는 좋지 않다.

녹차를 우릴 때는 고급 녹차일수록 물의 온도를 낮게 해 준다. 그 이유는 녹차의 좋은 향기 성분에는 비교적 저비점의 휘발성 성분이 많기 때문이다. 또 높은 온도에서는 쓴맛을 내는 카페인과 떫은맛을 내는 유리형 카테킨이 용출되기 쉽기 때문이다. 그리고 감칠맛을 내는 아미노산들은 비교적 낮은 온도에서도 우러나기 쉽다.

차의 양과 물의 양

차를 진하게 우려 먹느냐 아니면 연하게 우려 먹느냐 하는 것은 개인적인 기호의 차이이다. 일반적으로 한 사람 분량의 차의 양은 약 2~3g이 적당하다. 따라서 3인 분량이면 약 5~8g, 5인 분량이면 약 10g(티스푼으로 4스푼 정도)이 알맞다.

옥로의 경우는 5인 분량일 때 차의 양을 약 15g으로 해서 조금 많이 사용하는 대신에 물의 양을 적게 한다. 이처럼 고급 차일 때는 물의 양을 조금 적게 사용하고, 보통의 차는 그보다 많이 사용한다.

차를 우려내는 물의 온도와 시간

옥로의 경우는 차의 양을 조금 많이 사용하는 대신에 물의 온도는 60℃ 정도로 식히고 물의 양을 적게 하여 3분 동안 우려낸다. 하급 녹차를 제외한 보통의 녹차는 물의 온도를 70~80℃로 식혀서 다관에 부어 2~3분 동안 우려낸다.

하급 녹차나 현미녹차는 식힌 물보다는 열탕을 사용하는 것이 좋다. 일반적으로 녹차는 재탕, 옥로는 3탕까지 하여도 제맛을 느끼며 마실 수 있다.

차를 우려내는 방법과 마시는 요령

• **혼자서 마실 때**

① 차 거름망과 뚜껑이 있는 1인용 찻잔을 준비한다.

② 물을 끓인 후 약 70~80℃로 식혀서 찻잔에 붓는다.

③ 찻잎을 넣고 찻잔 뚜껑을 닫은 후 2분 가량 기다린다.

④ 뚜껑을 열고 차 거름망을 건져내어 뚜껑 위에 놓는다.

⑤ 차를 마신다.

• **여러 명이 차를 마실 때**

① 5인용 다기 세트와 끓인 물을 준비한다.

② 물을 약 70~80℃로 식힌다.

③ 적당량의 차(5인분 10g)를 다관에 넣고 식힌 물을 붓는다.

④ 2분 가량 지난 뒤 각 찻잔에 따른다. 이때 각 찻물의 농도가 일정하도록 각 찻산에 돌려가며 2~3회씩 나눠 따른다.

⑤ 다관에 있는 찻물을 모두 따라서 재탕에 영향을 주지 않도록 한다.

⑥ 재탕은 두세 번 정도 한다. 재탕을 할 때마다 30초씩 더

길게 우려낸다. 만약 재탕을 할 때 새로운 차를 추가로 넣으면 남아 있는 차 찌꺼기에 향이 흡수되어 맛이 나빠진다.
⑦ 차를 마신다.

차를 마실 때는 왼손바닥에 찻잔을 얹고 오른손은 찻잔을 감싸듯이 든다. 눈으로 빛깔을 보고 한 모금 마시고, 코로 향을 맡으며 한 모금 마신다. 혀로 맛보듯이 여유 있게 천천히 마신다.

다식(茶食)

다식은 차를 마실 때 곁들여 나오는 것으로 고려시대 때부터 전해내려 온 병과(餠菓)이다. 우리나라에서 전통적으로 사용한 것은 송화(松花)의 가루를 이용한 송화다식이다. 그 외에 밤, 콩과 깨, 녹두가루 등을 이용하거나 찹쌀녹말에 색깔을 들여 예쁜 다식판에 찍어 만들었다.

다식판은 물고기, 꽃, 새, 나뭇잎 등의 형태로 판을 깎아서 병과를 만들어내는 도구이다. 귀한 손님이 오면 송홧가루를 꿀에 버무린 후 다식판에 찍어내면 모양과 색깔이 아름다워 다담상을 한결 운치 있게 만들어줄 것이다. 요즘 북한산 송홧가루가 들어오므로 시중에서 쉽게 구입할 수 있다.

우리나라의 전통 생활 다례

• **우리나라의 전통 생활 다례**

① 먼저 끓인 물을 물식힘사발에 붓고 물식힘사발의 열탕은 다관에 부어 찻잔마다 옮겨가며 따른다(다관과 찻잔에 뜨거운 물을 먼저 붓는 것은 찻잔을 따뜻하게 하고 청결하게 하기 위함이다).
② 찻잔의 물을 두 번 정도 돌려 가시어 물버림사발에 버린다.
③ 열탕을 다시 물식힘사발에 떠놓고 식혀, 차를 넣은 다관에 붓는다.
④ 차를 알맞게 우려냈을 때 다관을 들어 찻잔에 따른다.

• **차를 넣는 법(投茶法)**

① 상투법(上投法) : 여름에 사용한다. 물을 붓고 차를 그 다음에 넣는다.
② 중투법(中投法) : 봄가을에 사용한다. 물을 반쯤 붓고 차를 넣은 다음 물을 붓는다.
③ 하투법(下投法) : 겨울에 사용한다. 차를 넣고 물을 붓는다.

여러 가지 차
취향에 맞게 블렌딩하기

 고급 차는 가격이 비쌀뿐더러 구하기 어려울 때도 있다. 중급 차나 하급 차 또는 오래된 차를 이용할 때 여러 가지 차를 블렌딩하여 마시면 향미가 보충되어 맛있는 차를 마실 수 있다.
 여러 가지 차를 블렌딩하여 마시는 방법을 몇 가지 소개해보면 다음과 같다.

- 오래된 녹차에 실론 차를 조금 넣어 블렌딩하면 향미가 좋아진다.
- 오래된 홍차에 포종차나 우롱차를 블렌딩하면 꽃향기와 과일 향기가 추가되어 향미가 좋아진다.

- 중급의 다르질링과 실론 차를 블렌딩하면 향미가 증가된다.
- 곰팡이 냄새가 나는 보이차에 재스민차를 블렌딩하면 냄새가 나지 않는다.

차를 마시지 않고 먹는 방법

 찻잎을 가루로 내거나 그대로 식용하면 물에 녹지 않는 불용성 카테킨류 및 지용성 비타민, 엽록소, 물에 덜 우러나고 찻잎에 남아 있는 비타민 C 등을 섭취할 수 있다. 무엇보다 식물성 섬유도 그대로 섭취할 수 있어 녹차의 약리 효과를 더욱 높여준다.

 최근에는 차가 마시는 것뿐만 아니라 먹는 것으로도 생활화되고 있다. 중국이나 일본, 대만에서는 예부터 찻잎을 요리에 많이 응용해왔다. 여기서는 녹차나 녹차가루를 요리 등에 이용하여 먹는 것에 대하여 예부터 전해 내려오는 방법 및 최근에 활용되고 있는 사례들을 살펴보기로 하겠다.

🍃 담근차(발효차)

중국의 운남성, 태국, 미얀마 등에 걸쳐 살고 있는 소수민족 중 태족(泰族)은 담근차(발효차)를 만들어 씹는 차의 형태로 즐긴다. 태국 북부의 원주민들이 이 차를 먹기 시작한 것은 약 500년 전부터라고 하는데, 찻잎을 열처리한 후 혐기 상태(산소가 없는 상태)에서 박테리아에 의해 발효시켜 이용한다.

담근차를 태국이나 라오스에서는 '미앙(miang)'이라고 하고, 미얀마에서는 '라페소(laphet-so)'라고 한다. 미앙은 찻잎을 따서 약 2시간 동안 찐 후 대나무발에 1~2시간 말려 만든다. 말리는 과정만 거친 것은 산차(散茶, harsh miang)라고 한다. 시장에서는 300g 정도로 묶은 것이 유통되며, 값이 매우 싸다.

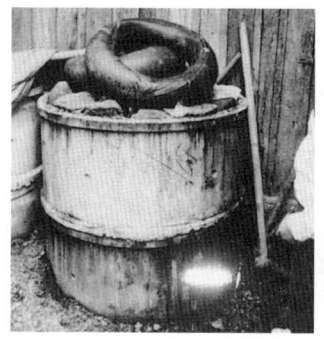 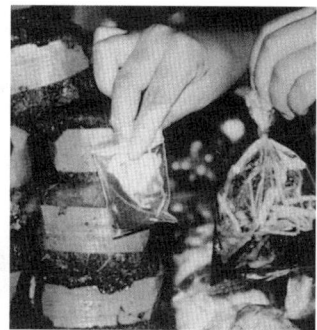

태국의 담근차 미앙(miang) 발효(왼쪽), 포장(오른쪽)

　더 강한 맛과 향기를 내기 위해 몇 달 동안 발효시킨 것을 '발효 담근차(fermented miang)'라고 한다. 옛날에는 나무통 혹은 대나무통에 넣어 발효시켰으나 최근에는 단지나 시멘트통을 이용한다. 다발로 묶은 찐 차를 통에 15~16층으로 담고, 나뭇잎을 덮은 후 깨끗한 물로 채워 플라스틱판으로 다시 덮고, 돌로 눌러주어서 몇 달 동안 발효시킨다. 발효되는 동안에도 건조되지 않도록 때때로 물을 뿌려준다. 발효 담근차는 수분이 많은 상태에서 주로 유산균과 초산균 등에 의해 발효되어 담근차 특유의 새콤달콤한 독특한 향이 생긴다.

  태국 북부 사람들은 예부터 미앙을 하루에 3~6번 씹어왔다. 심심할 때나 담배를 피고 난 후에 주로 씹는다. 그렇게 하면 입안이 산뜻해져 기분이 상쾌해진다고 한다. 보통은 볶은 땅콩이나 말린 새우, 레몬 등과 같이 즐겨 먹으며 마치 스낵처럼 이용한다. 마늘 등 다른 식품과 섞어 부식으로 사용하기도 하고, 암염(岩鹽)으로 맛을 내어 먹기도 한다.

  미앙과 유사한 담근차는 일본에도 있는데 도쿠시마현에서 제조되는 아와반차(awaban-cha)이다. 아와반차는 재래종 차나무의 여름 잎을 따서 솥에 넣어 삶고, 이것을 가볍게 유념하여 나무통에 담아 돌로 눌러 저장해서 만든다. 5~10일 후면 특유의 새콤달콤한 향이 생성된다. 끄집어내어 차를 헤쳐서 햇볕에 건조한다. 하룻동안 건조시킨 것이 품질이 우수하고 향기도 좋다고 한다. 중국의 수안차(suan-cha)도 담근차인데, 긴 대나무통에서 발효시킨 차이다.

🌿 차를 이용한 요리

담근차 외에도 중국과 일본 등지에서는 예부터 식생활에 차를 많이 이용하였다. 중국에서는 전통 요리에 녹차를 많이 이용했다. 특히, 새우와 닭, 생선, 육류 요리에 녹차를 사용하면 생선 및 육류의 좋지 않은 냄새도 없애 주고 녹차의 산뜻한 색깔과 풍미가 조화되어 요리를 한층 돋보이게 한다.

일본에도 차를 이용한 요리가 있다. 예부터 내려오는 가가와현의 보테차(bote-cha)는 찻잎이 두터워진 여름차인 번차(番茶)를 이용하여 대접에 넣어 거품솔을 사용하여 거품을 내고, 그 위에 볶은 보리를 얹어 먹는 것이다.

일반적인 차 요리법은 찻물을 이용해 차밥이나 차죽 등을 만들어 먹는 것이다. 또는 일본식 수프에 차의 분말을 이용하기도 하고, 생찻잎으로 나물이나 튀김을 만들어 먹는다.

차로 우려 마신 찻잎을 이용한 요리도 있다. 우리나라에서도 차 산지를 중심으로 우전, 세작 등의 햇차는 우려 마신 후 죽염 등으로 버무려 나물을 만들기도 하고 튀김을 하기도 한다. 그 밖에 찻잎은 돼지고기나 생선 등의 냄새를 제거하기 위해 이용되기도 한다.

🌿 차를 이용한 과자류 및 기타 제품

몇 년 전 일본에서 열렸던 녹차 심포지엄에 갔을 때 녹차가 든 일본빵(녹차만주)을 맛있게 먹은 기억이 있다. 돌아올 때는 선물로 여러 종류의 차 사탕을 가지고 와서 인기를 끌었다. 끈적끈적하지 않고 맛이 산뜻하였다. 녹차 사탕은 국내에서도 생산되어 시판되고 있다.

일본, 중국, 대만 등지에서는 녹차를 이용한 다양한 제품들이 많은데, 최근 우리나라에서 활용되는 것도 있다. 녹차가루를 이용한 것으로는 아이스크림, 케이크,

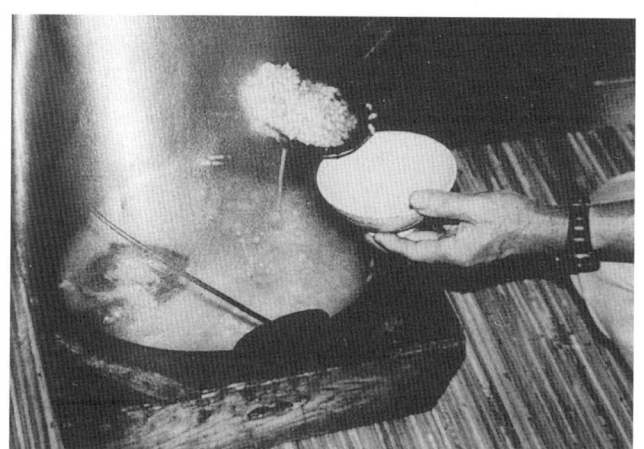

일본의 전통 찻죽

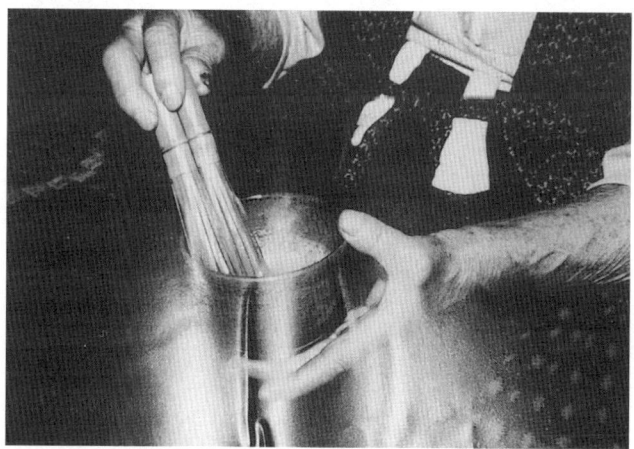

일본 후지야마현의 바타바타차(차에 소금을 넣고 거품을 내어 먹는다)

빵, 쿠키, 사탕, 젤리, 추잉껌, 국수, 라면 등이 있다. 밥에 다른 건조 식품과 섞어서 뿌려 먹는 것도 있고, 차와 볶은 곡류를 섞은 것을 밥에 넣고 물을 넣어 먹는 오차쓰케(お茶つけ)도 매우 유명하다. 가정에서 차 분말을 만들어 놓고 드레싱을 비롯한 여러 요리에 이용하면 편리하다. 우리나라에서도 요리에 조미료처럼 이용할 수 있는 차 분말 제품이 판매되고 있다.

일본에서는 뜨거운 물만 부우면 인스턴트 커피처럼 녹차 분말까지 거부감 없이 마실 수 있는 차 제품이 새로 나왔다.

# 7부

차와 다구 고르기와 보관 방법

녹차와 다구 고르기

🍃 녹차

 포장이 되어 있어 외관이나 향미를 확인할 수 없을 때는 제조 연월일, 제조 방법(덖음차, 증제차), 산지(제주도, 보성, 화개 등), 가격 등을 고려해서 고른다.
 녹차의 유효기간은 통상 제조일로부터 1~2년으로 되어 있다. 제조 방법은 포장에 적혀 있는데, 덖음차는 구수한 맛이 강하고 증제차는 산뜻한 맛이 강하다. 처음 녹차를 접하는 사람이나 어린이는 현미녹차가 무난할 것이다. 현미녹차가 없을 때는 녹차에 볶은 현미를 적당

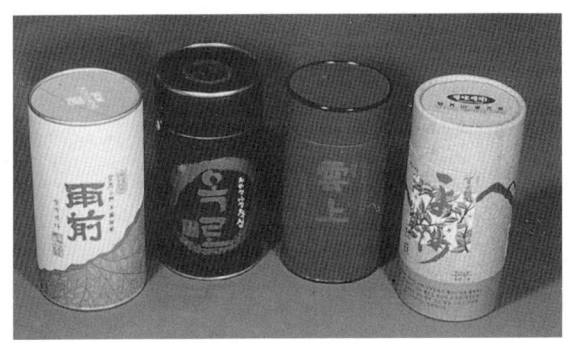

제다원이 다른 지리산 녹차들

량 배합하면 된다.

대기업에서는 덖음차와 증제차를 생산한다. (주)장원의 설록차를 예로 들면, 우전옥로·세작·한라 등은 증제차를 뜻하고 억수·만수 등은 덖음차를 뜻한다. 예외가 있긴 해도 차를 담은 캔의 색깔이 증제차는 초록색이고 덖음차는 갈색이 많다. 찬설록차는 찬물에도 쉽게 우러나고 떫은맛이 적은 여름용 냉녹차이다.

광주나 보성 등 전라남도 지역의 녹차는 대개 수확 시기에 따른 명칭인 우전·세작 등과 같은 이름으로 판매

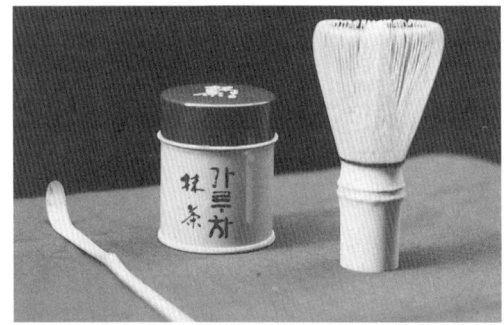

가루차와 가루차 도구인 차선과 차시(최정수 제공)

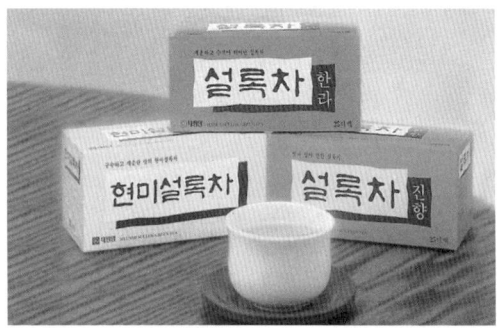

설록차 (티백)

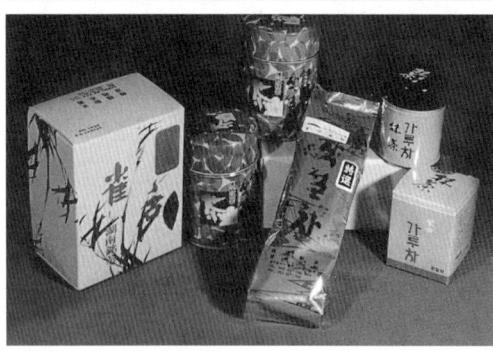

전라남도 광주에 있는 한국제다의 차들

하는데, 제다원에 따라 각각 다른 이름을 붙여 판매하기도 한다. 같은 등급의 차라도 오동나무 곽으로 포장한 것은 캔에 담은 것보다 가격이 다소 비싸다. 은박지(알루미늄 포일)만으로 포장한 것은 더 싸다. 현미녹차는 중작 이상을 주로 사용하기 때문에 비교적 값이 싸다.

화개 지역에서는 약간의 기계 작업과 수작업을 병행한 덖음차가 주로 생산된다. 옥로와 같은 특수한 차나 수확시기가 빠른 햇차는 가격이 비싸며, 수확 시기가 늦은 것은 품질이 떨어지기 때문에 값이 상대적으로 싸다.

포장을 뜯어서 차를 볼 수 있을 때는 우선 향을 맡아서 녹차 이외의 다른 냄새가 나지 않는지를 살펴본다. 오래된 것은 지방이 분해된 냄새가 난다. 찻잎의 크기가 균일하며 색깔이 산뜻한 짙은 녹색으로 광택이 있는 것이 좋은 차이다. 단, 빨리 우러나게 처리한 심증차는 녹색이 혼탁하다. 차를 우려서 마셔보고 구입할 수 있을 때는 찻물에 뜨는 부유물이나 찻잔 밑에 가라앉는 것이 적을수록 좋다.

화개 지역의 재래종 녹차 중 가격이 비싼 우전 등은 마시고 난 후의 차 찌꺼기를 보면 잎 모양이 그대로 있다. 차액색이 붉은빛이 드는 것은 오래 보관한 것이거나 상처를 입은 생잎을 사용한 것, 또는 열처리가 불충분하여 효소의 활동이 진행된 것이다. 이런 것은 색뿐만 아니라 다른 성분도 변화하여 품질이 떨어진다. 맛으로 볼 때 녹차는 감칠맛과 단맛이 잘 조화되어 적당한 농도로 혀에 부드럽게 닿아 뒷맛에 청량감을 주는 것이 좋다.

🍃 다구 선택하기

필자는 차의 성분 및 약리 효과를 다년간 연구하며 자연스러운 차 생활을 즐겼으나, 다구에 대해서는 깊은 관심을 가지지 않았다. 그러나 차 생활이 깊어질수록 다구에도 자연히 눈을 돌리게 되었다. 우연히 박물관에 있는 서점에서 신라와 고려, 조선시대의 찻잔에 관한 책을 보았는데, 그때 옛날 다구의 아름다움에 매료되었다.

다구에는 전통의 형태를 지닌 다구, 현대식 다구, 외국의 다구가 있고, 이들 다구의 모양·색깔·크기·가격 등이 각각 다양해서 다구의 종류는 수없이 많다.

차 생활을 처음 시작하는 사람은 말할 것도 없고 차 생활에 익숙해 있는 사람도 다구를 선택하는 일이 쉽지는 않을 것이다. 다기는 1인용, 2인용, 5인용 등이 있으며 시중이나 다구점에서 쉽게 구할 수 있다. 백화점에서는 차가 들어 있는 다기 세트를 쉽게 볼 수 있는데, 우선 찻잔, 차와 물을 담는 다관(茶罐), 찻숟가락, 보온병 등만 있으면 기본적인 현대식 차 생활은 가능하다.

찻잔의 종류는 매우 다양하다. 찻잔의 모양은 입구 쪽이 바닥보다 약간 넓은 것이 마시기에 편하다. 찻잔의 색깔은 차의 아름다운 색깔을 잘 표현할 수 있는 흰색이 무난할 것이다. 찻잔의 크기는 고급 차는 크기가 작은 것을 고르고, 보통의 차 생활에서는 비교적 큰 것을 선택한다.

1인용 찻잔은 차 거름망인 용수란 것이 들어 있는 것

을 선택하는 게 좋다. 그러면 혼자서 다관을 사용하지 않고도 편리하게 차 생활을 할 수 있다. 차 거름망이 들어 있는 1인용 찻잔 중에서 아주 높은 온도에서 제조된 바이오 세라믹 재질의 것은 기(氣)를 모아서 차를 마시기에 적합하다고도 한다.

다관은 차를 우려내는 데 쓰이며 차주전자 모양을 하고 있는데, 이 역시 많은 종류가 있다. 손잡이의 위치가 위쪽에 있는 것도 있고 옆쪽에 있는 것도 있다. 막대기 같은 손잡이가 앞에 달려 있는 것도 있고, 아예 손잡이가 없는 조그마한 다관도 있다.

다관의 재질도 금속으로 된 것과 스테인리스로 만들어진 것 등 다양하지만 도자기가 가장 실용적이다. 안에 차 거름망이 있더라도 깨끗하게 차를 마시기 위해서는 밖으로 손잡이가 달린 차 거름망을 한 번 더 사용하는 것이 좋다. 차 거름망은 작은 대나무관에 삼베망으로 처리한 수제품도 있다. 또한 나일론이나 폴리에틸렌으로 촘촘하게 되어 있어 차액이 깨끗하게 나오는 차 거름망이 부착된 세련된 현대식 다관도 있다.

  우리의 전통 다구로는 물을 식히는 물식힘사발(귓대사발 또는 숙우(熟盂))이 있으며, 뚜껑이 없는 찻잔을 사용할 때는 차탁(찻잔받침)이 필요하다. 차탁은 도자기, 대나무, 등나무, 향나무 등으로 만든다.

  찻숟가락도 용도에 따라 여러 가지가 있다. 전통 찻숟가락으로 대나무를 반쪽 자른 모양으로 된 것을 차칙이라고 한다. 차칙은 우전처럼 어린 잎을 그대로 만든 차를 다관에 넣을 때 부서지지 않도록 조심스럽게 떠서 굴려 담는 데 사용된다.

  찻물을 끓일 때 쓰는 주전자는 탕관(湯罐)이라고 한다. 그 밖의 전통 다구로는 물버림사발, 헹굼그릇, 차호(찻통의 차를 우릴 만큼만 넣어두는 작은 항아리), 뚜껑받침, 차반, 차포, 차선(가루차를 저어 거품을 내는 기구), 차굵게 등이 있다. 전통 다도를 즐기기 위해서는 물항아리나 탕관, 찻병(끓인 찻물을 담는 병), 차솥 등을 갖추어 사용하면 한결 운치가 있을 것이다.

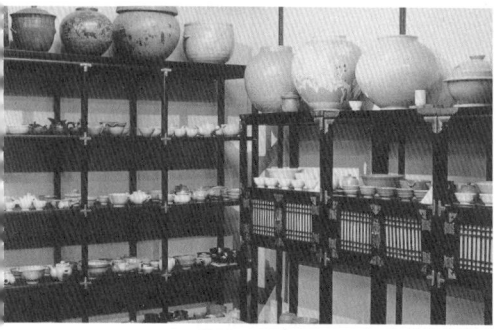
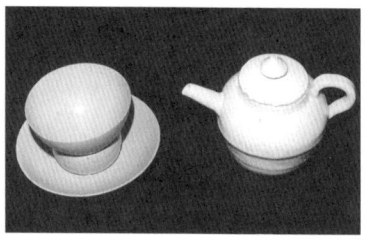

▲ 옛 다관과 헌다용 찻잔(최정수 제공)
◀ 다구점에 진열되어 있는 다구들(다경상사)

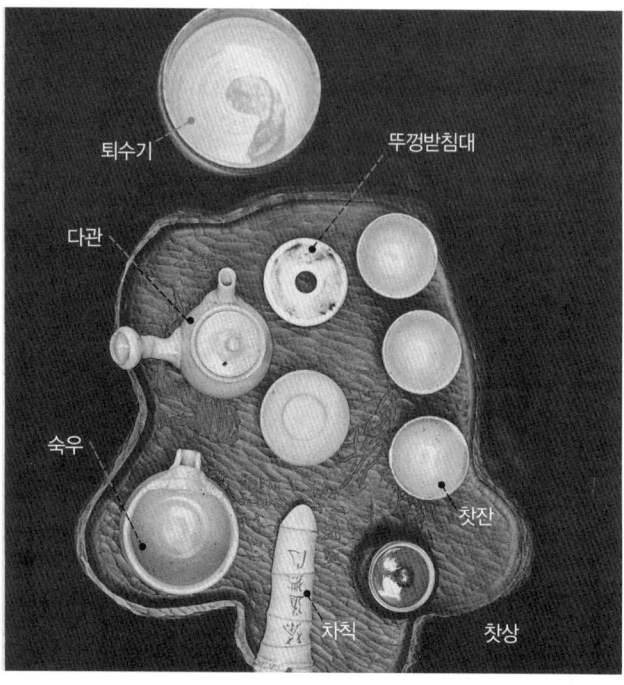

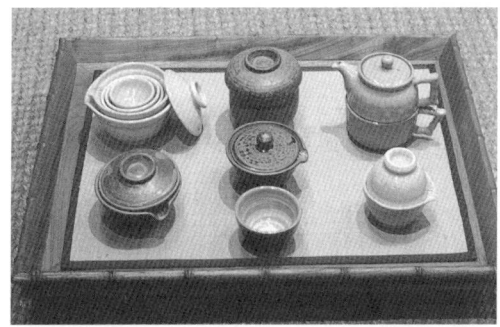

여행용 다기 (위쪽 맨 왼편)와 여러 가지 1인용 다기들

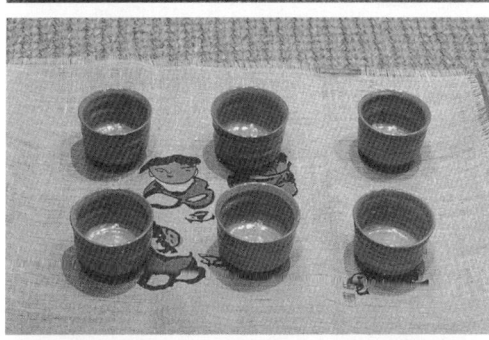

농도를 엷게 하여 물처럼 자주 마실 때 어울리는 찻잔

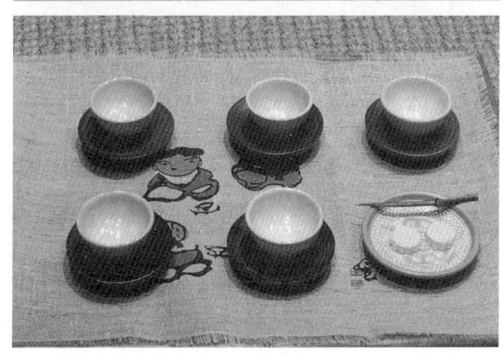

뚜껑이 없는 찻잔에는 찻잔 받침을 사용해도 좋다

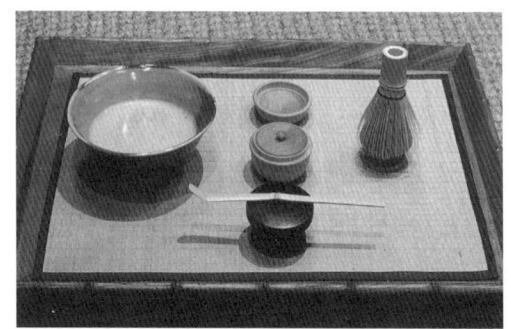

말차를 달인 모습

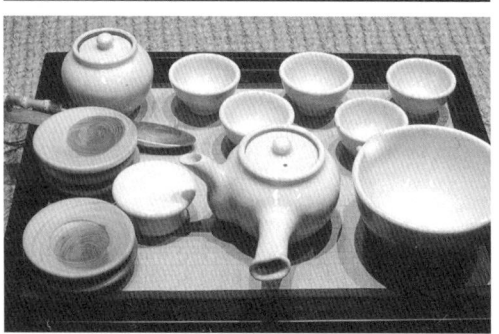

5인용 다기(뚜껑받침, 앞손잡이 다관, 물식힘사발, 찻잔 5개)

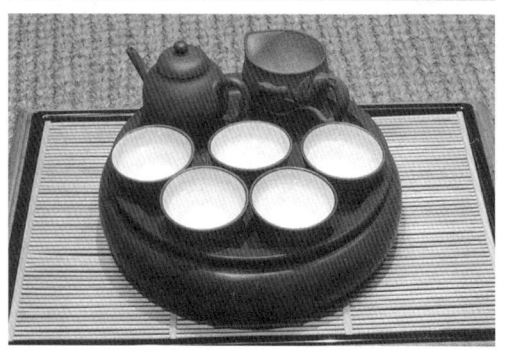

중국의 우롱차 찻잔 및 다관

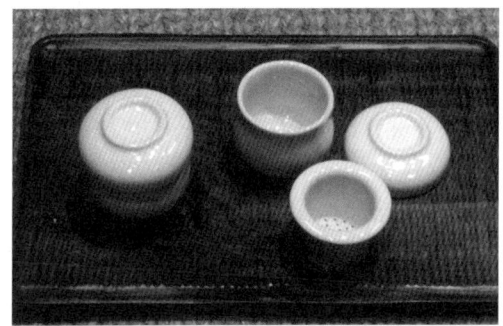

1인용 다기

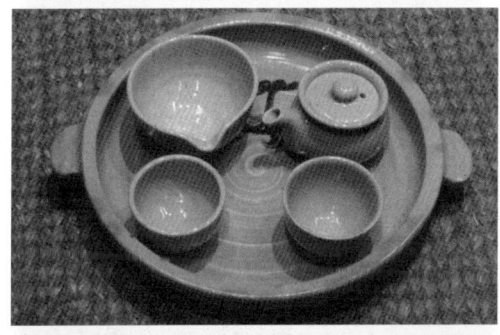

2인용 다기

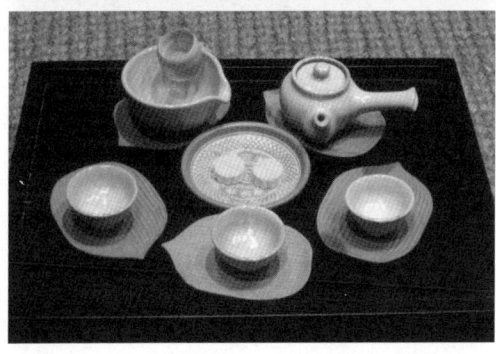

3인용 다기

차 보관하기

 차를 변질시키는 요인은 습도, 온도, 산소, 광선(특히 자외선), 다른 식품으로부터의 향의 이동 등이다. 차를 오래 보존하면 점점 신선한 향이 사라지고 색깔도 변하며 맛이 떨어진다. 그리고 예외도 있지만 대체로 재스민차, 녹차, 홍차 등은 우롱차나 흑차에 비해 저장성이 떨어진다.

보존 용기

차는 밀폐된 캔, 자기 및 플라스틱 용기 등에 보관하는 것이 좋다. 이때 용기에 다른 냄새가 없는지 살펴본다. 나무통은 냄새가 있고 통기성이 있으므로 차의 보관에 적합하지 않으며, 비닐 역시 냄새가 있으며 약간의 통기성이 있어 피하는 것이 좋다. 은박지(알루미늄 포일)로 된 것은 한 번 사용하고 난 후 윗부분을 잘 접어서 공기가 통하지 않도록 한다.

보관 장소는 햇빛이 직접 쬐지 않고 건조한 곳을 선택한다. 밀폐 용기에 두면 상온에서도 비교적 오래 보관할 수 있다. 냉장고에 넣으면 오래 보관할 수 있지만 일단 개봉한 것은 냉장고 안에 있는 온갖 식품 냄새가 차로 이동하므로 적합하지 않다.

티백

 티백으로 된 제품은 개봉 후에 습기가 들어가지 않도록 반드시 전체를 밀폐 용기에 담아두어야 한다. 홍차는 기간이 지나도 몸에 해로운 것은 별로 없으므로 오래된 것은 과일 티나 알코올 티를 만들어 마시면 된다. 보관할 때는 탈취제를 넣어둔다.
 우롱차는 제조 후 1년이 경과해도 녹차나 홍차에 비해 풍미가 쉽게 떨어지지 않는다. 무이암차는 2~3년 저장된 것이 좋다고 하며, 흑차는 20~30년 저장된 것이 오히려 부드럽고 풍미에 깊이가 있다고 평가되기도 한다.

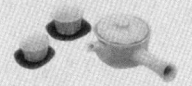

부록 차에 관해
무엇이든 물어보세요

Q 여름철에 녹차를 찬물에 우려도 성분이 우러나는가

A 차는 기본적으로 열탕에 우려야 성분이 잘 우러나지만 아이스티에 어울리는 것으로 향이 강한 홍차, 보이차, 재스민차 등이 있다. 냉녹차는 찬물에도 잘 우러나게 가공한 제품이다. 가루차를 차게 마실 때는 찬 우유와 섞어 믹서기에 돌려 셰이크를 만들어 마신다.

Q 차는 숙취에 효과가 있나

A 차에 들어 있는 카페인과 비타민 C, 아미노산 등이 간의 알코올 분해를 촉진시킨다. 알코올이 분해되면서 생기는 아세트알데히드가 숙취의 한 요인이 되는데, 차의 폴리페놀인 카테킨이 이것과 결합하여 작용을 못하게 하므로 숙취에 효과가 있다.

Q 차는 다이어트에 효과가 있는가

A 당류를 첨가하지 않으면 차는 열량이 없다. 또 차는 몸에 축적된 지방을 감소시키는 데에 효과적이다. 동

물실험에서 녹차를 먹인 쥐는 체중이 감소한다는 결과가 나왔다. 이는 차의 카페인이나 아미노산이 뇌를 자극하여 운동 능력을 상승시키므로 활동 증가에 의해 체중이 감소하는 것으로 보인다.

Q 차와 흡연과의 관계는

A 담배를 피우면 하루 요구량의 절반 가량의 비타민 C가 손실된다. 녹차에는 비타민 C가 많이 들어 있으므로 흡연자에게 특히 좋다. 역학조사에서도 담배만 피는 그룹보다 담배를 피우면서 녹차를 마시는 그룹이 혈액 중 염색체 돌연변이의 발생 빈도가 낮았다.

Q 차는 몸을 차게 한다는데

A 《본초강목》에 차의 성질이 차다고 하여 지금까지 그런 속설이 내려오고 있다. 그러나 과학적인 근거는 아직 없다.

Q 차에는 카페인이 많다는데 부작용은 없나

A 녹차, 홍차, 커피에는 비슷한 분량의 카페인이 들어 있다. 그러나 차에는 커피보다 카페인이 덜 우러나고 그 작용이 완만하다. 하루에 서너 잔 정도는 인체에 전혀 해가 없다고 한다. 그래도 임산부나 간이 나쁜 사람은 카페인 대사 속도가 느리므로 주의한다.

Q 차와 피부미용과의 관계는

A 차의 카테킨은 우리 몸에 유해한 활성산소를 감소시켜 피부노화를 억제시킨다. 또 녹차에 있는 비타민 C는 멜라닌 색소의 생성을 억제시키므로 피부를 희게 하는 효과가 있다. 따라서 녹차 팩을 하여 얼굴에 발라도 효과를 본다.

Q 기름진 음식에 왜 차가 좋은가

A 차는 기름진 중국 음식의 느끼함을 없애준다. 일본 초밥을 먹을 때 차의 타닌이 혀에 남는 기름기를 제

거하고 피로를 풀어주어 맛을 잘 느끼게 해준다. 이때 아미노산류가 많은 전차나 옥로는 단맛이 있어 적합하지 않다.

Q 차를 마시면 치매를 예방하나
A 알츠하이머형 치매는 노년기에 접어들면서 발병되는 뇌변성 질환이다. 이 병은 진행성 기억장애와 지능 저하를 가져온다. 차로부터 분리한 카테킨이 알츠하이머의 원인 물질로 생각되는 베타 아밀로이드의 독성을 억제한다고 한다.

Q 찻잎을 가루로 이용하면 효과가 더 좋을까
A 가루차를 먹으면 물에 우러나지 않는 성분, 특히 지용성 비타민류나 섬유질 등을 전부 섭취할 수 있다.

Q 차는 입덧을 줄이나
A 입덧은 여러 가지 원인으로 생기지만 비타민 B_6나

엽산 등의 부족도 한 요인이다. 차에는 비타민 B6나 엽산이 들어 있고 향기도 상쾌하므로 입덧을 줄여준다. 경구 피임약을 상용하면 엽산 소비가 많아진다.

Q 차의 비타민 C는 열탕 중에 파괴되지 않나
A 녹차에 들어 있는 비타민 C는 저장이 잘 되었을 때는 2~3년 동안 유지된다. 녹차의 비타민 C는 단백질과 결합한 상태로 있으므로 파괴되기가 어렵다. 환원형 비타민 C는 열탕에서도 잘 파괴되지 않는다.

Q 약을 먹을 때는 차가 좋지 않다는데
A 찻잎 중의 카테킨 성분이 약 성분과 결합하여 약의 효과를 떨어뜨릴 수 있기 때문이다. 특히 빈혈 치료제인 철분제는 카테킨 성분과 결합하여 체내 흡수를 방해한다는 말이 있다. 쥐를 사용한 실험에서 녹차는 철의 흡수를 방해하지 않았으나 홍차는 약간의 영향을 주었다.

Q 우려낸 녹차를 몇 시간 지난 후에 마시면 해가 되나

A 냉장고에 밀폐하여 보관하면 향만 조금 손실될 뿐 성분에 큰 변화는 없다. 더운 공기 중에 노출되면 산화하여 색깔이 변하나 해롭지는 않다. 그러나 곰팡이가 피거나 지나치게 산화된 것은 해롭다.

Q 위가 약한 사람이 차를 마셔도 좋은가

A 위궤양이나 위장병을 가지고 있는 사람은 카페인 때문에 좋지 않다. 특히 공복에 차를 마시는 것은 피한다. 부득이 마실 때는 연하게 하여 마시고 많이 마시지 않는다. 가급적 우롱차를 마시는 것이 좋다.

Q 녹차가 몸에 좋다고 하면서 발효시켜 홍차로 만들어 마시는 이유는

A 사람의 기호가 다르기 때문이다. 홍차는 본래 중국 녹차가 유럽으로 가던 중 긴 시간의 항해 동안 발효되어 유래됐다고 하는데, 그것이 오히려 영국인의 기호

에 맞아 퍼졌다고 한다. 홍차는 녹차와 다른 특유의 향미와 효능이 있다. 지금은 차나무도 녹차용과 홍차용이 구분된다.

Q 차는 충치를 예방하나

A 차에 들어 있는 플루오르(불소) 성분이 치아 표면을 코팅하여 충치균의 영향을 예방한다. 차의 카테킨 성분도 세균의 번식을 억제시킨다. 어린이뿐만 아니라 어른의 치주 질환 예방에도 좋다. 이를 잘 닦는 것과 병행하면 치아 건강에 금상첨화이다.

Q 감을 먹으면 타닌 성분 때문에 변비에 걸린다는 말이 있다. 차에도 타닌이 많은데

A 감을 먹으면 변비에 걸린다는 과학적인 증거는 별로 없다. 따라서 차를 마셔서 그럴 염려는 전혀 없다. 오히려 가루차는 섬유질이 많으므로 변비 예방에 도움이 된다.

Q 화개 지역에서는 배탈이 났을 때 차를 민간약으로 이용하였다는데

A 차는 식중독균에 대한 항균작용이 있다. 장내 나쁜 세균의 활동을 저지시키고 부패 산물인 암모니아나 스카톨의 생성을 억제시킨다.

Q 차가 혈압을 낮춘다는데 저혈압인 사람이 마셔도 되나

A 차는 일정 수준의 높은 혈압은 낮추어주는 효과가 있지만 낮은 혈압에 대해서는 더 이상 낮추지 않는 조절 작용을 한다. 혈압 상승을 억제하는 성분으로 된 '가바' 차는 더 효과가 크다. 그런데 차를 마시지 않으면 본래의 고혈압 상태로 되돌아간다.

Q 차는 알칼리성 음료라고 하는데

A 식품을 태워서 생기는 무기질 중 알칼리성 생성 원소가 많은 식품을 알칼리성 식품이라고 한다. 알칼리성 식품으로는 해조류, 채소, 과일, 차 등이 있다. 산성

식품을 먹는다고 해서 체액이 산성으로 쉽게 변화하지는 않지만, 피로하거나 질병에 걸릴 때 체액은 산성이 된다. 차는 알칼리성 음료로서, 몸에 유익한 무기질이 많이 들어 있다.

Q 차의 향기 성분은 어떤 효과를 내나
A 차의 향기 성분 중에는 살균력이 있는 것도 있고 항돌연변이 효과가 있는 것도 있다. 또한 정신적인 면에서는 스트레스를 해소하고 기분을 전환시켜주는 생체조절 효과가 예상된다.

Q 품질이 좋은 차에 많은 테아닌의 효능은
A 차 특유의 아미노산인 테아닌은 카페인의 활성을 저해하는 작용을 한다. 카페인은 수면을 방해하는 작용을 하는데 차의 테아닌이 그 작용을 억제한다. 따라서 카페인의 생리작용을 완만하게 한다.

Q 차의 가격과 등급은 어떻게 정해지나

A 대체로 수확 시기에 따라 정해진다. 햇차일수록 좋은 등급이고 값도 비싸다. 차를 구입할 때는 반드시 찻잎의 수확 시기와 유효기간을 확인한다.

Q 차의 등급이 높으면 효능도 더 좋은가

A 햇차일수록 감칠맛 성분인 테아닌이 많이 들어 있고 떫은맛 성분인 카테킨의 함량이 적어 맛과 향이 좋다. 그러나 차의 효능과 등급이 비례하는 것은 아니다.

Q 한자로 다소(茶素)라고 하고 영어로 데인(theine)이라고 하는 차에 들어 있는 성분은 무엇인가

A 차에 약효가 있는 성분을 발견하여 다소(茶素) 혹은 테인(theine)이라고 했는데, 커피의 카페인과 동일한 물질이다. 요즈음은 차에 있어서도 카페인(caffeine)이라고 한다.

Q 차는 어디에서 주로 재배되나

A 차의 원산지는 중국이며, 현재 아시아를 중심으로 아프리카·남아메리카·오세아니아 등 50여 국가에서 재배되고 있다. 차나무는 열대 지역에서 아열대 지역에 이르기까지 광범위하게 분포한다. 생육에 알맞은 온도는 연평균 14~16℃이고, 최저기온은 영하 5~6℃가 적당하다. 우리나라에서는 제주도, 전라남도, 경상남도 등 남부 지방에서 재배되고 있다.

Q 녹차와 홍차를 우릴 때 물의 온도가 다른 이유는

A 녹차를 우릴 때 고급 녹차일수록 물의 온도를 낮게 해주는 이유는 녹차에는 비교적 저비점의 향기 성분이 많기 때문이다. 감칠맛이 나는 아미노산의 종류는 비교적 낮은 온도에서도 용출되기 쉽다. 홍차에는 100℃에 가까운 열탕을 사용하는데, 그 까닭은 홍차의 향기 성분에는 중비점과 고비점의 화합물이 많아 홍차 특유의 향기를 즐기기 위해서다. 홍차에는 떫은맛 성분인 카

테킨류가 중합된 상태이므로 고온에서도 떫은맛이 많이 용출되지 않는다.

Q 각종 차의 유효기간에 대하여
A 보통 차의 유효기간은 개봉하기 전에는 2년으로 되어 있다. 그러나 개봉 후 차를 오래 보존하면 점점 신선한 향이 사라지고 색깔도 변하며 맛이 떨어진다. 우롱차는 녹차나 홍차에 비해 더 오래 보관해도 된다. 흑차는 20~30년 저장한 것이 오히려 부드럽고 풍미가 깊다고 평가되기도 한다. 차는 되도록 조금씩 자주 구입하는 것이 좋다. 녹차의 경우 50g 포장이 있고, 홍차는 30g 포장도 있다.

Q 현미녹차의 특성은
A 현미녹차는 녹차에 구수하게 볶은 현미를 가미한 것으로 숭늉맛에 익숙한 우리나라 사람들의 기호에 맞다. 녹차를 처음 마시기 시작하는 초보자에게도 좋다.

통상적으로 고품질의 녹차를 가지고 현미녹차를 만들지는 않으므로 가격도 비교적 싼 편이다.

Q 재스민차는 어떻게 만드는가

A 재스민차를 만드는 방법은 녹차나 포종차를 이용하여 찻잎을 건조시킨 후, 찻잎과 재스민꽃을 차례로 층층이 쌓아 몇 시간 지나면 서로 뒤집어 혼합하고 다시 몇 시간 방치한 뒤 건조시켜 찻잎에 흡수된 수분을 제거한다. 주로 고급 차는 꽃잎을 체에 쳐서 없애고 저급 차에는 건조한 꽃잎을 첨가하는 경우가 많다. 재스민차는 동양의 이미지를 나타내나 익숙하지 않은 사람에게는 향이 강해 거부감을 주기도 한다. 참고로 향기요법에서 재스민꽃은 기분을 고조시키는 역할을 한다.

맺음말

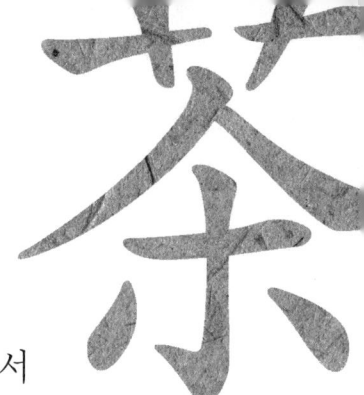

미래의 차 산업을 전망하면서

　세계에서 생산되는 차의 양은 약 260만 톤(1996년 통계)이라고 하는데, 그 중 83.2%는 아시아에서 생산되고 14.4%는 아프리카에서 생산된다. 인도와 중국(대만 제외), 스리랑카, 케냐에서 생산된 차는 전체의 약 71.4%였다. 과거 수십 년 동안 세계의 차 생산량은 꾸준히 증가했으며, 2010년까지는 차 생산량이 더 늘어날 것이라고 전문가들은 보고 있다.

　차는 생활에 밀착된 세계적인 기호음료이자 보건 효과를 가지는 기능성 음료이기 때문에, 미래에는 지금보다 더 소비자들의 기호에 맞는 풍미를 보유한 차가 생산될 것이다. 또한 다양한 연령층의 요구에 걸맞는 기능성을 가진

차가 생산되는 방향으로 연구가 진행될 것이다.

따라서 미래의 차 산업은 생산, 가공, 유통, 저장, 소비에 있어서 지금까지의 문제점을 파악하고 개선점을 찾아 보다 나은 방향으로 개선되어야 함이 마땅하다. 여기서는 품종과 가공 및 유통 부문에서 앞으로의 차 산업을 전망해보겠다.

품종 개량 및 육종면에서

① 풍미를 높이는 차를 재배할 것이다.

향기에 있어서는 향기 분석 기술이 발달되어 각종 차의 향기 성분을 분석하고, 그 생성 메커니즘을 규명하여 소비자들의 기호에 맞는 다양한 향기를 보유한 차를 선택할 수 있도록 차를 재배하게 될 것이다.

맛에 있어서는 저카페인 및 저카테킨 차를 선호하게 될 것이다. 사람들이 카페인의 부작용을 의식하고 있기 때문이다. 또한 카테킨의 약리 효과를 택하기보다 쓴맛과 수렴성의 맛을 싫어하는 소비자들에게 적합한 차를 재배하게 되므로 저카테킨 차를 재배하는 쪽으로 발전할 것이다.

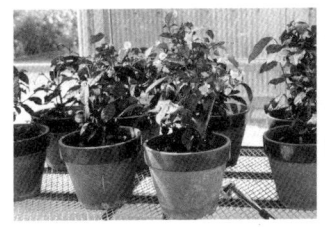 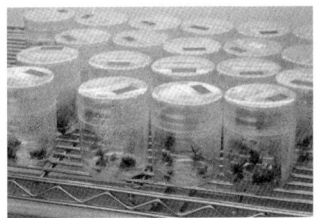

차의 육종   차의 배양

② 높은 기능성을 보유하는 차를 재배할 것이다.

약리 효과를 가지는 카테킨, 플라보노이드, 감마 아미노낙산, 베타-카로틴 등을 보유하는 차를 재배하여, 소비자들의 질병 및 체질에 맞는 차를 개발할 것이다. 현재 무기질인 셀렌(Se)을 부가한 차나 섬유질이 많은 차 등의 개발이 진행되고 있다.

③ 다수확 재배를 할 것이다.

가격을 낮추기 위해 수경재배에 의한 생장 촉진법 등 그밖의 방법을 연구하여 다수확 재배를 할 것이다. 살충제를 사용하지 않는 관리 방법을 강화하고 유기농법으로 기르며 컴퓨터를 이용한 비료 관리의 합리화를 꾀할 것이다.

④ 차나무의 유전자 조작이나 세포의 배양 및 융합에 의한 신품종의 차를 개발하는 것이 활발해질 것이다.

⑤ 많은 영양분을 함유한 차나무를 재배할 것이다.

가공 및 유통면에서

① 마시기 편리한 캔이나 드링크류가 유행할 것이다.

현대인들, 특히 젊은층은 보다 마시기 간편하고 편리한 음료를 선호한다. 이 때문에 과거 20년 동안 CTC 홍차를 개발하여 티백을 만들어 판매고를 현저히 상승시켰듯이, 인스턴트식 녹차 등이 많이 개발될 것이다.

또한 캔 음료도 꾸준히 인기를 끌 것이다. 캔 음료는 일본, 중국, 대만, 인도네시아 등을 중심으로 최근 5년 동안 급격하게 증가하였는데, 일본의 경우 전체 음료시장의 22%를 차지했다(1994년). 1988년 이래로 중국과 대만도 전 음료시장의 3분의 1을 캔 음료가 차지했다. 인도네시아도 캔 재스민차가 드링크 시장에서 우위를 차지하고 있다.

② 차의 효능을 실용화·산업화할 것이다.

차를 단순히 마시고 요리에 넣어 먹는 것뿐만 아니라 차의 효능을 적극적으로 산업화하여 실용화하는 연구가 계속될 것이다. 현재 차의 카테킨, 색소, 카페인 등의 이용에 초점이 맞추어지고 있다.

1996년에 일본에서 개최된 심포지엄에 참석했을 때 녹차 색소를 이용한 소형 타월이 소개되었는데, 항균작용이 있으므로 식당용 물수건으로 적합하다는 것이었다. 이때 차 카테킨을 넣은 마스크도 소개되었다.

우리나라에서도 차의 성분을 이용해 발냄새를 제거하는 구두가 판매되고 있으며, 차의 성분을 의류에 적용, 자외선을 차단하는 효과에 관한 연구도 진행되고 있다. 이와 함께 차의 농축물을 이용해 항산화물질을 개발하거나, 차의 부산물인 차의 씨에서 사포닌을 추출하는 연구도 화장품 및 다른 화학산업에 다양하게 이용될 전망이다. 이처럼 차의 성분 및 부산물의 이용은 차 산업의 경제성을 증대시킬 목적으로 빠르게 개발되고 있으며, 이와 같은 차 제품의 실제적인 응용이 머지않아 우리 눈앞에 펼쳐질 것이다.

참고문헌

1. 차의 유래와 분류

석용운 : 한국다예. 도서출판 보림사. 1987

竹尾忠一 : 茶のかおりと茶樹種間特性. 化學と生物 72, 129. 1984

김종태 : 차의 과학과 문화. 보림사. 1996

Food Reviews International Special Issue on Tea. Dekkar Vol.11. No3. 1995

세계의 차. 국제차연구심포지엄 부록. 일본. 시즈오카. 1992

お茶の事典. 成美堂出版(日本). 1996

山西貞 : お茶の科學. 裳華房. 1992

이성우 : 한국식품문화사. 교문사. 1991

차의 문화와 효능. 국제심포지엄 논문집. 일본(가케가와). 1996

2. 차의 제조

村松敬一郎 : 茶の科學. 朝倉書店. 1992

김명배 : 한국인의 차와 다도. 기린원. 1988

감승희(역) : 한국차생활총서. 한국차생활교육원. 1994

석용운 : 한국다예. 보림사. 1983

山西貞 : お茶の科學. 裳華房. 1992

Encyclopedia of Food Technology and Nutrition. Academic press Vol.7. 1993

中林敏郞, 伊奈知夫, 坂田完三 : 綠茶, 紅茶 烏龍茶の化學と機能. 弘學出版社 1991

김종태 : 차의 과학과 문화. 보림사. 1996

山西貞 : お茶. 香料. 161호. 1989

3. 녹차의 품질을 결정하는 성분들

山西貞 : お茶の科學. 裳華房. 1992

中林敏郎, 伊奈知夫, 坂田完三 : 綠茶, 紅茶 烏龍茶の化學と機能. 弘學出版社. 1991

최성희, 류미라 : 시판 녹차로부터 테아닌 함량의 분석. 한국식품과학회지. 24. 177. 1992

西工了唐 : 茶の澁味に關ちする新カテキん. 化學と生物. 21. 426. 1983

최성희 : 한국산 시판 녹차의 향기성분에 관한 연구. 한국식품과학회지. 23. 98. 1991

최성희, 배정은 : 지리산 녹차의 향기성분. 한국영양식량학회지. 25. 478. 1996

최성희, 이동훈 : 현미와 녹차의 혼합비에 따른 현미녹차의 향기성분과 기호도. 한국차학회. 1997

최성희 : 차의 풍미성분과 보건 효과. 동의대 부설 식품과학연구지. 7, 57. 1993

竹尾忠一 : 茶のかおりと茶樹種間特性. 化學と生物 72, 129. 1984

原利南, 久保田悅郎 : 綠茶火入れ中における香氣の形成と變化. 日本農藝化學會誌. 58, 2, 1984

原利南, 久保田悅郎 : 綠茶貯藏中の香氣成分の變化. 日本農藝化學會誌. 56, 625, 1982

Horita, H : Off-flavor components of green tea during preservation. JARQ, 21, 192. 1987

4. 과학적으로 입증된 차의 효능

山西貞 : お茶の科學. 裳華房. 1992

차의 문화와 효능. 국제심포지엄 논문집. 일본(가케가와). 1996

김종태 : 차의 과학과 문화. 보림사. 1996

최성희, 김순희, 이병호 : 녹차 추출액이 궤양유발제 투여 흰쥐의 항십이지장궤양에 미치는 영향. 한국영양식량학회지. 22. 374. 1993

최성희 : 녹차로부터 동정된 휘발성 화합물의 항돌연변이 효과. 차의 문화와 효능 국제심포지 엄논문집. 일본(가케가와). 1996

차의 품질 및 인간의 건강. 국제심포지엄 논문집. 중국(상해). 1995

原征彦, 小國伊太郎 : お茶はこんなに茶く. 中日新聞社 1990

中林敏郎, 伊奈和夫, 板田完三 : 綠茶, 紅茶, 烏龍茶の化學と機能. 弘學出版社. 1991

Oguni, I., Nasu, K., and Kanaya, S : J. Nutrition(Japan). 47, 93. 1989

原征彦, 松崎敏, 中林耕二 : 營養と食糧. 42, 39. 1989

太平洋. 雪綠茶. No. 11. 1990

문숙희 : 감잎의 항돌연변이 및 항암효과. 부산대학교 박사학위 논문. 1993

Maron, D, M and Ames, B, N : Mutat, Res., 113, 173. 1983

김노경 : 종양학. 서울대학교 의과대학편. 1988

本五郎, 日食工誌, 10, 365. 1963

Okuda, T., Kimura, Y., Yoshida, T., and Ariichi, S : Chem. Pharm.Bull, 31, 1625. 1983

하루야마 시게오 : 뇌내혁명. 사람과 책. 1996

uramatsu, K., Fukugo, M., and Hara, M : J. Nutri. Sci. Vitaminol : 32, 613. 1986

Biosci, Biotech. Biochem : 57, 525. 1993

제5회 국제녹차심포지엄 논문요약집. 한국(서울). 1999

류병호 : 공포의 환경호르몬과 지구촌. 경성대학교출판부. 1998

이규태 : 이규태 코너. 조선일보사. 1990

5. 차 추출물의 효능과 이용

제2회 국제녹차심포지엄 논문요약집. 한국(서울). 1993

최성희, 김순희, 이병호 : 녹차 추출액이 궤양유발제 투여 흰쥐의 항십이지장궤양에 미치는 영향. 한국영양식량학회지. 22. 374. 1993

최성희, 문숙희 : 녹차로부터 동정된 휘발성 화합물의 항돌연변이 효과. 차의 문화와 효능. 국제심포지엄 논문집. 일본(가케가와). 1996

제4회 국제녹차심포지엄 논문요약집. 한국(서울). 1997

林英一 : 新お茶は妙藥. 新靜岡新聞社. 1990

김정균, 강지용, 전세열 : 현대 영양교육. 지구문화사. 1995

김종태 : 차의 과학과 문화. 보림사. 1996

편집자 : 태평양. 설록차. 1996

박춘옥 : 녹차와 성인병. 신지서원. 1996

이연자 : 차가 있는 삶. 초롱. 1998
山西貞 : お茶の科學. 裳華房. 1992
化學と工業. 52(3), 281. 1999

6. 차 마시기와 다양하게 즐기는 방법
山西貞 : お茶の科學. 裳華房. 1992
おいしい紅茶. 日本紅茶協會監修. オーイズミ. 1995
차의 문화와 효능. 국제심포지엄 논문집. 일본(가케가와). 1996
차를 다양하게 즐기자. 다담(가을호). 1997
감승희(역) : 한국차생활총서. 한국차생활교육원. 1994
紅茶. カタロダ. 西東社(日本). 1994
정상구 : 한국차문화학. 세종출판사. 1995
お茶の事典. 成美堂出版(日本). 1996

7. 차와 다구 고르기와 보관 방법
- 정상구 : 한국차문화학. 세종출판사. 1995
- おいしい紅茶. 日本紅茶協會監修. オーイズミ. 1995
- 山西貞 : お茶の科學. 裳華房. 1992
- 감승희(역) : 한국차생활총서. 한국차생활교육원. 1994
- 紅茶. カタロダ. 西東社(日本). 1994
- 다구백과 : 태평양. 설록차. 1998

맺음말 – 미래의 차 산업을 전망하면서
- 제2회 국제녹차심포지엄 논문요약집. 한국(서울). 1993
- 차의 품질 및 인간의 건강. 국제심포지엄 논문집. 중국(상해). 1995
- おいしい紅茶. 日本紅茶協會監修. オーイズミ. 1995

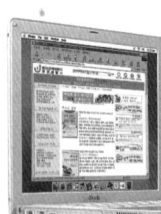

중 앙 생 활 사
중앙경제평론사

Joonang Life Publishing Co./Joonang Economy Publishing Co.

중앙생활사는 건강한 생활, 행복한 삶을 일군다는 신념 아래 설립된 건강·실용서 전문 출판사로서 치열한 생존경쟁에 심신이 지친 현대인에게 건강과 생활의 지혜를 주는 책을 발간하고 있습니다.

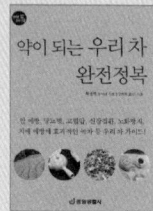

약이 되는 우리 차 완전정복

초판 1쇄 인쇄 | 2012년 6월 15일
초판 1쇄 발행 | 2012년 6월 20일

지은이 | 최성희(Sunghee Choi)
펴낸이 | 최점옥(Jeomog Choi)
펴낸곳 | 중앙생활사(Joongang Life Publishing Co.)

대   표 | 김용주
책 임 편 집 | 장청화
본문디자인 | 박성현

출력 | 영신사 종이 | 타라유통 인쇄·제본 | 영신사

잘못된 책은 바꾸어 드립니다.
가격은 표지 뒷면에 있습니다.

ISBN 978-89-6141-096-0(14510)
ISBN 978-89-6141-044-1(세트)

등록 | 1999년 1월 16일 제2-2730호
주소 | ㉾100-826 서울시 중구 다산로20길 5(신당4동 340-128) 중앙빌딩 4층
전화 | (02)2253-4463(代) 팩스 | (02)2253-7988
홈페이지 | www.japub.co.kr 이메일 | japub@naver.com | japub21@empas.com
♣ 중앙생활사는 중앙경제평론사·중앙에듀북스와 자매회사입니다.

Copyright ⓒ 2012 최성희
이 책은 중앙생활사가 저작권자와의 계약에 따라 발행한 것이므로 본사의 서면 허락 없이는 어떠한 형태나 수단으로도 이 책의 내용을 이용하지 못합니다.
※〈중앙 핸디북〉은 양방과 한방을 아우르는 건강서 시리즈로, 누구나 저렴하게 구입하여 손쉽게 활용하도록 작은 판형으로 만들었습니다.
※ 이 책은《우리 차 세계의 차 바로 알고 마시기》를 독자들의 요구에 맞춰 작은 판형으로 새롭게 출간하였습니다.

▶ 홈페이지에서 구입하시면 많은 혜택이 있습니다.

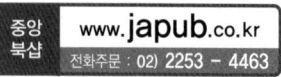

※ 이 도서의 국립중앙도서관 출판시도서목록(CIP)은 e-CIP 홈페이지(www.nl.go.kr/cip.php)에서 이용하실 수 있습니다.(CIP제어번호: CIP2012002425)